동네 의사 30년의 결론
걷는 사람은 바보가 아니다

동네 의사 30년의 결론

걷는 사람은 바보가 아니다

| 나가오 가즈히로 지음
| 박현아 옮김

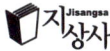

ARUKU HITO WA BOKENAI
Copyright © 2025 by Kazuhiro NAGAO
All rights reserved.
Interior illustrations by Kazuhiro OUMI
First original Japanese edition published by PHP Institute, Inc., Japan.
Korean translation rights arranged with PHP Institute, Inc.
through EntersKorea Co.,Ltd.

이 책의 한국어판 저작권은 (주)엔터스코리아를 통해 저작권자와 독점 계약한 지상사에 있습니다.
저작권법에 의하여 한국 내에서 보호를 받는 저작물이므로 무단전재와 무단복제를 금합니다.

시작하며

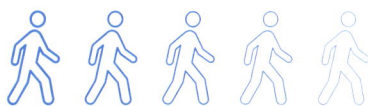

걷기만 해도 치매를 예방할 수 있다

나는 지금 66세로 전기 고령자다. 건망증이 있으며, 사람의 이름이 잘 떠오르지 않아 매일 인지 기능의 저하를 실감하고 있다.

치매 전 단계이자 치매 예비군을 MCI(Mild Cognitive Impairment : 경도 인지 장애)라고 하는데, '나도 MCI가 되고 있는 건가'라는 생각에 불안할 때도 있다.

하지만 나는 의사로서 몇천 명 이상의 치매 환자들과 MCI 환자들을 진료해 온 경험을 바탕으로 치매는 '예방할 수 있다'라고 확신하고 있다.

세상에는 '치매는 나이 때문이니 어쩔 수 없다'라고 생각해 치매 예방을 반쯤 포기한 사람들이 많다. 의사 중에도 '치매에 걸리기 쉬운 유전자가 있으며, 유전자는 거스를 수 없다'라는 견해를 가진 사람들이 있다.

확실히 누구든 나이를 먹으면 인지 기능이 저하된다. 하지만 치매에 이르는 것을 예방할 수는 있다. 치매에 걸리지 않고, 적어도 예비군인 상태로 인생을 끝낼 수 있는 것이다.

나는 모임과 골프 등에서 치매에 걸리지 않은 건강한 초고령자들을 만나왔다. 나보다 기억력이 좋아 보이는 90살 이상의 초고령자들도 많다. 그런 사람들과 교류하면서, 초고령자가 되어도 건강하고 인지 기능이 떨어지지 않는 사람들에게는 공통된 습관이 있다는 것을 깨달았다. 그것은 모두 자주 걷는다는 점이었다.

한편, 내가 진료해 온 치매 환자들은 그다지 걷지 않는 사람들이 많았다. 40년 동안 임상의로 일해 온 경험으로 볼 때, 매일 걷는 습관을 기르기만 해도 치매를 비롯한 생활습관병 대다수를 예방할 수 있다고 단언할 수 있다. 걷기라고 해도 긴 거리를 빠르게 걸을 필요는 없으며, **틈새 시간에 수**

시로 걷기만 해도 충분하다.

나 자신도 매일 걷기를 의식하며 생활하고 있다. 독자 여러분도 틈새 시간에 조금씩이라도 걸어보길 바란다. 독자들이 걷기를 사소한 쾌락으로 삼는다면, 저자로서 그보다 더 기쁜 일은 없을 것이다.

나가오 가즈히로

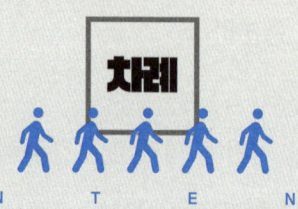

CONTENTS

시작하며
걷기만 해도 치매를 예방할 수 있다 … 005

제1장 골프장에는 왜 건강한 고령자들이 많을까?

골프장에서 본 신기한 광경 … 015
걷기 때문에 건강한 것인가, 건강해서 걷는 것인가 … 016
4인조의 90대에게서 배운 점 … 019
'한 번도 코로나에 걸리지 않은' 고령자들 … 022

제2장 걷지 않는 사람일수록 프레일티가 되거나 병에 걸린다

자각 없는 상태로 근력이 떨어져 프레일티가 된다 … 029
프레일티가 되어 누워만 있게 된다 … 030
걷지 않는 사람은 인지 기능도 면역력도 떨어지기 쉽다 … 034
자신은 비틀거리는 것을 잘 깨닫지 못한다 … 036
'프레일티'가 중년부터 시작되는 사람도 있다 … 038

생활습관병도 암도 치매도 뿌리는 같다 … 044
의료의 기본은 영양과 걷기만으로도 충분하다 … 045
치매 약은 효과가 있을까? … 048
치매에 효과 있는 약과 영양제 … 051
걷지 않는 사람은 변비에 걸리기 쉽다 … 054
파킨슨병에는 운동 요법이 필수 … 057

제3장 치매에 걸리는 이유

인지 기능의 저하는 누구에게나 일어난다 … 063
이제 치매는 국가적 과제다 … 064
왜 치매에 걸리는가 … 066
아밀로이드 베타라는 뇌의 쓰레기가 쌓인다 … 068
치매 초기는 눈치채기 어려우며 말을 꺼내기도 어렵다 … 072
치매는 유전된다? … 074
65세 미만에게 발병하는 약년성 치매도 … 075
치매에 걸리면 일부 인지 기능이 급격하게 저하한다 … 081
치매는 스트레스와 비만과 관계가 깊다 … 082
코로나 자숙으로 50, 60대에 인지 기능이 저하하는 사람들이 늘어났다 … 083
정년퇴직 이후에 할 일이 없으면 치매 위험이 커진다 … 085

제4장 걷기와 비만, 미용

배가 고플 때 편의점에 가는 식생활을 하면 위험이 증가한다 … 091
우리는 비만에 익숙하지 않다 … 093

햇볕을 쬐지 않으면 미용에도 역효과다 … 096
햇볕에 익숙하지 않으면 눈부시다고 느낀다 … 098

걸으면 자연 면역이 높아진다

'획득 면역'과 '자연 면역' … 103
바깥을 걸으면 자연 면역이 높아진다 … 107
사람은 바이러스 덩어리다 … 111
백신보다 자연 면역 … 113
비타민 D를 활성화하기 위해서라도 햇볕을 쬐자 … 117
걷기로 암이 개선됐다! … 119

걷기는 뇌와 관련이 있다

근육은 뇌에 메시지를 보내고 있다 … 125
걷는 습관으로 시력이 향상된다 … 127
신경 세포는 늘릴 수 있다는 것이 밝혀졌다 … 128
해마의 크기와 인지 기능은 그다지 관계가 없다 … 131
해마가 위축돼도 인지 기능은 개선할 수 있다 … 133
수면 중에 뇌 속 쓰레기가 청소된다 … 138
수면제를 일상적으로 사용하면 치매 위험이 커진다 … 139
자연스럽게 잠에 들려면 걷기가 중요하다 … 141
햇볕을 쬐어 체내 시계를 정돈한다 … 143

제7장 걷기만 해도 치매 예방이 된다

2,500명의 임종을 지켜보며 알게 된 것 … 151
중년 이후의 러닝은 위험하다 … 152
과도한 운동은 생명을 단축시킨다 … 153
적당히 부담되는 운동에 그치자 … 154
걷기를 '이동'이라고 생각해 보면 좋다 … 157
걸음 수와 시간을 신경 쓰지 않아도 좋다 … 159
3분이든 1분이든 좋다—'바지런히 걷기'를 추천 … 161
걷기를 습관으로 만드는 것이 중요 … 164
걷기는 전신 근력 운동이 된다 … 166
1일 1만 보씩 걷지 않아도 된다 … 167
자신이 기분 좋게 느끼는 속도로 걸으면 된다 … 168
가슴을 펴고 걸으면 걷기 효과가 높아진다 … 170
손을 크게 흔들면 보폭이 커진다 … 173
앉아 있는 시간을 줄이기만 해도 좋다 … 174

제8장 걷기를 즐기자

걷기가 힘들다고 생각하는 사람에게 … 179
노래하면서 리듬을 타고 걸으면 기분 좋게 걸을 수 있다 … 181
천일회봉행을 하면 행복에 휩싸인다 … 182
걸으면 왜 아이디어가 떠오를까? … 183
'하면서 걷기'를 추천한다 … 188

제9장 식사를 잘하지 않으면 걷기는 소용없다

단백질 섭취가 중요하다 … 199

탄수화물 과잉은 많은 병의 원인이 된다 … 200

1일 3식 백미를 섭취하면 치매 위험이 커진다 … 201

24시간 동안 식사를 하지 않으면 식욕이 없어진다 … 205

변비로 처방받은 산화마그네슘의 위험 … 209

서구식 식단을 피하고 장내 환경을 살핀다 … 210

치매 예방을 위해서는 채소 섭취도 중요하다 … 212

실리카 물이라는 선택 … 215

송과체의 작용을 잘 유지하기 위해서는 … 216

영양제보다는 음식으로 몸을 돌보자 … 218

끝으로 … 221

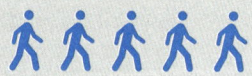

제1장

골프장에는 왜 건강한 고령자들이 많을까?

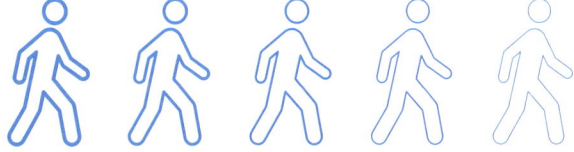

골프장에서 본 신기한 광경

나는 종종 취미로 골프를 친다. 골프장에 가면 언제나 신기한 광경을 볼 수 있는데, 75세 이상인 후기 고령자들이 클럽하우스에서 회식하는 모습이 바로 그것이다. 심지어 그들은 클럽하우스 자리의 절반 정도를 차지한다.

정부가 발표한 2024년판 〈고령사회 백서〉에 따르면, 남성의 건강 수명은 73세 정도이며, 여성의 건강 수명은 75세 정도라고 한다. (2019년 시점) 그러니 75세 이상인 사람은 건강 수명을 뛰어넘은 셈이다.

도움과 간병이 필요한 나이라고 해도 이상하지 않다.

그런데, 골프장 클럽 하우스에서 볼 수 있는 고령자들은 (나도 고령자지만) 모두 건강하며 웃음이 끊이질 않는 모습이다. 골프를 칠 수 있을 정도니 다리와 허리도 튼튼하다.

나는 2023년에 그때까지 경영했던 클리닉에서 정년퇴직했다. 외래와 재택 의료를 모두 지원하는 클리닉이었기에 28년 동안 재택과 간병 시설의 현장에서 수천 명의 고령 환자들을 진료해 왔다.

재택 의료 현장에서 접한 후기 고령자 환자들과 골프장에 있는 후기 고령자들은 같은 나이대지만 마치 다른 나라에 사는 사람들인 것처럼 느껴졌다.

골프장에서는 90세가 넘은 사람들과 함께 어울리기도 한다. 20살이나 더 어린 내가 시합에서 지는 일도 있었다. 함께 점심을 먹으면서 이야기해보니 나보다 훨씬 기억력이 좋은 사람도 있어, 여러 사람의 이름이 튀어나오기도 했다. 머릿속에 얼굴은 떠오르는데, 이름이 생각나지 않을 때가 종종 있었던 나는 정말 깜짝 놀랐다.

걷기 때문에 건강한 것인가
건강해서 걷는 것인가

골프장에 오는 사람 중에는 80세, 90세가 지났는데도 현역으로 일하는 사람들도 있고, 은퇴하고 자원봉사나 취미로 바쁜 사람들도 있다. 모두 몸이 튼튼하며 머리도 맑아

보인다.

골프는 스코어를 내는 게임이니, 인지 기능이 현저하게 떨어진 사람은 분명 골프장에 오지 않을 것이다.

골프는 홀마다 파(규정 타수. 규정 타수보다 적게 게임을 끝낼수록 유리하다)의 수가 정해져 있다. 파5의 홀에서 5타로 끝나면 파지만, 6타라면 플러스1(보기), 7타라면 플러스2(더블 보기)가 된다.

골프 초보자는 파5의 홀에서 9타, 10타, 11타가 나오는 경우가 많다. 인지 기능이 약해진 사람은 수가 늘어가면 점점 기억하기 힘들어져, '어라, 10타였나 11타였나?' 하고 헷갈리게 된다.

18홀이 끝나면 모든 스코어를 더한다. 예를 들어, 전반 9홀에서 53타를 치고 후반에서 69타를 쳤다고 하자. 이 두 개를 더하면 되는데, 결과를 알 수 없어서 '몇이지?'라고 주변 사람들에게 물어보는 사람도 가끔 있다. 단순한 두 자릿수 더하기가 어려운 것이다.

또한, 골프에는 핸디캡이 있다. 예를 들어 핸디 33이라면 총 타수에서 33을 빼는 것이다. 인지 기능이 약해진 사람은 53+69-33이라는 계산을 할 수 없다.

마지막에는 스코어 카드를 제출하는데, 진짜 숫자보다 적은 스코어를 보고하면 실격 처리된다.

그런데도 적은 수를 보고하는 사람들도 있다. 인지 기능이 약해진 사람은 속이기 위해 적은 스코어를 보고하는 게 아니라, 숫자를 기억하거나 계산하기가 조금씩 어려워지는 것이다.

만약 숫자 계산을 할 수 없게 되면, 동료 골퍼에게 '치매에 걸린 거 아니야?'라는 말을 듣게 된다. 그래서 골프장은 치매를 들키기 쉬운 장소라고도 한다.

누구든 자존심이 있으니, 주변 사람들에게 계산할 수 없다고 말하기 싫을 것이고, 치매로 의심받기도 싫을 것이다. 그 결과, 골프장에서 발이 멀어지게 되고 골프를 할 수 없게 된다.

그런 의미에서 골프장에 온 고령자들은 치매에 걸리지 않고 80세, 90살까지 나이를 먹은 특별한 사람들의 집단이라고도 할 수 있을 것 같다.

4인조의 90대에게서 배운 점

어느 날 골프장에서 90대 남성 4명이 플레이를 하고 있었다. 90세라고 하면 남성의 평균 수명을 훌쩍 넘어선 것이니 타계해도 이상하지 않은 나이다.

살아 있다고 해도 간병이 필요한 상태로 요양원 등에 있는 사람이 많을 나이다.

하지만, 골프장에는 90대의 4인조가 있었다. 나이를 모두 더해 보면 360세가 넘었다.

90대의 4인조 퍼티가 우리 앞에 있었고, 떠들썩하게 이야기하며 돌고 있었다. 카트를 타긴 하지만, 페어웨이 안이나 그린에 가까워지면 카트에서 내려 자기 발로 걸어야만 한다. 눈앞에 있는 90대들은 당연하게도 걷고 있었으며, 심지어 종종걸음으로 달리기도 했다. **'이 광경은 뭐지?'**라는 생각이 들었다.

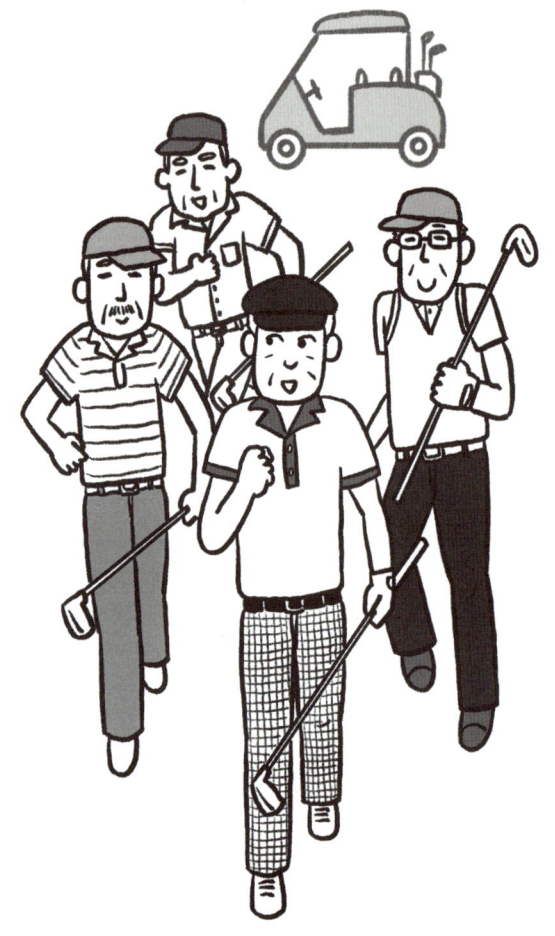

카트에서 내려 종종걸음으로 달리는 90대 남성 4인조

골프장은 1라운드에 10킬로미터 정도를 몇 시간에 걸쳐 이동하는 곳이다.

카트를 타고 이동하니 10킬로미터를 모두 걷지는 않지만, 되도록 카트를 사용한다고 해도 상당한 거리를 걷게 된다. 다리와 허리, 심장 기능이 튼튼한 사람이 아니면 골프를 칠 수 없다.

90대의 건강한 4인조에게 이야기를 들어보니, 30대, 40대부터 계속 골프를 치고 있으며, 한여름의 폭염에도, 비가 오는 날에도, 겨울에 눈에 오는 날에도 습관적으로 골프를 쳤다고 한다.

90대가 된 지금도 일주일에 1~2회 골프를 치고 있다고 했다. 골프장에 가지 않는 날에도 시간을 내어 동네를 산책하고 있는 것 같았다.

견해를 바꿔보면, 어릴 때부터 계속 걸어왔다는 이야기가 된다. 걷기가 습관화된 것이다.

골프를 치면 긴 거리를 걷는다. 긴 거리를 걸으면 기분 좋게 지치게 되니, 밤에 숙면할 수 있다. 숙면의 양과 질이 향상되면 건강이 더 좋아져 모든 것이 선순환된다. 그리고 식사도 잘할 수 있게 된다.

'걷기 때문에 건강한 걸까, 건강해서 걷는 걸까'는 '닭이 먼저일까, 알이 먼저일까'와 마찬가지로 어느 쪽이 먼저인지는 알 수 없다. 하지만 어쨌든, 잘 걷는 사람은 나이를 먹어도 매우 건강하다.

'한 번도 코로나에 걸리지 않은' 고령자들

골프라는 스포츠는 운동 신경과는 관계없이 연습하기 나름이라고 한다. 골프 연습이라고 하면 연습장에서 공을 치는 모습을 떠올릴 사람이 많을 거 같은데, 걷는 것도 골프 연습 중 하나다.

70세까지는 일이 바빠서 하지 못했지만, 70세 이후부터 골프를 시작해 싱글이 된 사람이 있다. 그 사람은 연습장에서 공을 칠 뿐만 아니라 걷는 연습도 하는 것 같았다. 연습과 걷기를 계속하면 70세부터라도 골프를 잘할 수 있는 것 같다.

골프장에서는 실력이 좋은 사람일수록 카트를 타지 않는 경향이 있다. 허리가 아픈 사람이나 무릎이 아픈 사람 등은 카트에 탈 수밖에 없으니, 걸어서 이동하는 사람들은 허리도 무릎도 아프지 않은 사람들인 것이다. 또한, 카트를 타지 않고 장거리를 걸을 수 있다는 것은 심장도 튼튼하며 체력도 있다는 이야기이다.

체력이 있고 허리도 무릎도 아프지 않으니 연습하는 만큼 스코어가 좋아진다.

나는 골프장에 오는 고령자들에게 코로나에 관해 물어보았다. 그러자, '백신도 맞지 않고 평소대로 생활하기만 했는데, 한 번도 걸리지 않았다'라는 사람들이 많았다. 건강하고 체력이 있으니 아마도 체내의 면역 기능이 뛰어나 코로나에 걸리지 않았거나, 걸렸어도 증상이 발현되지 않았고 가볍게 끝났던 것 같다.

고령자는 죽기 직전까지 건강하고 팔팔하게 살다가 덜컥 죽는 것을 일컫는 '핀핀코로리('핀핀'은 '팔팔하게', '코로리'는 '덜컥'을 의미)'를 바라는 사람들이 많은데, 골프장에는 진짜 그런 사람들이 많았다. 퍼터를 들고 그린 위에서 쓰러져 죽는 사람이 실제로 있는 것이다.

나는 의사라서 한창 골프를 치던 중에 쓰러진 사람을 도와달라고 요청받은 적이 있다. 쓰러진 분 중에는 돌아가신 분도 있었다. 직전까지 건강하게 골프를 치다가 갑자기 돌아간 것이니, 그야말로 누구나 부러워할 만한 핀핀코로리이다.

골프와 핀핀코로리 사이에는 어떤 관계가 있을까?

다음 장에서 자세히 이야기하겠지만, 노쇠해 누워만 있게 되기 직전의 상태를 '**프레일티(Frailty)**'라고 한다. 갑자기 누워만 있게 되는 것이 아니라, 점점 신체 기능이 약해져 프레일티가 되고 이윽고 자리보전하고 누워만 있게 되는 것이다. 이는 긴 시간에 걸쳐 진행된다.

그리고 누워만 있게 된 후에 많은 사람이 폐렴이나 암 같은 다양한 병으로 죽게 된다.

하지만, 잘 걷는 사람은 프레일티 상태가 되지 않으며 누워만 있는 상태가 되기도 힘들다. 몸은 계속 기운이 있는데,

갑자기 심장이나 뇌에 병으로 죽는 경우가 많다. 심장이나 뇌의 병으로 죽는 것은 수명이 다해 죽는 것과 같다고 간주해도 좋을 것이다.

골프장이나 게이트볼장에 다니는 고령자들은 일반 고령자들에 비해 특수한 집단이라고 할 수 있을 것 같다. 나는 그들에게 배우고 싶은 것들이 아주 많다.

골프장에는 매우 건강한 90대가 있다.
그들은 잘 걷고 잘 먹으며
누워만 있는 상태가 되기도 힘들다.

제 2 장

걷지 않는 사람일수록 프레일티가 되거나 병에 걸린다

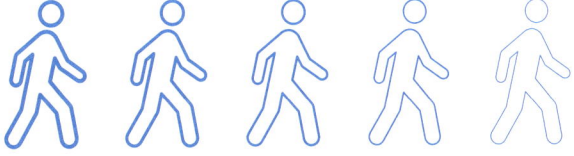

*프레일티(Frailty: 노쇠) 노쇠는 신체의 내외부에서 발생하는 스트레스에 대항하는 생리적 여력(예비능)이 줄어들었음을 의미하는 말이다. 나이가 들어서 생기는 정상적인 노화 과정이 아닌 비정상적인 노화 과정을 의미한다. 노쇠해지면 작은 스트레스와 신체 변화에 매우 취약해져 질병이 쉽게 생기고 쉽게 악화된다. 거동이 어려워지는 경우가 흔하며, 사망률과 장애 발생률이 매우 높아진다. 그러나 노쇠에는 대개 원인이 있으며 교정할 수 있는 경우도 많다. 노쇠 증상을 조기에 확인하고 교정한다면 다소 시간이 소요되더라도 어느 정도 호전시킬 수 있다.

자각 없는 상태로
근력이 떨어져 프레일티가 된다

건강한 고령자들이 골프장에 많이 있는 한편, 나이를 먹으면서 '프레일티(Frailty: 노쇠)' 상태가 되어 버린 사람들도 있다.

프레일티란, 근육량이 감소하고 근력이 저하해 몸 전체가 불안정해진 상태를 가리킨다. '건강한 상태'와 '간병이 필요한 상태'의 사이로, 언제 간병이 필요해져도 이상하지 않은 상태이다.

프레일티가 되었을 때, 서 있거나 걷는 것이 불안하다. 지팡이를 짚고 걷는 사람의 대다수는 프레일티라고 봐도 좋을 것이다.

프레일티가 된 많은 고령자들에게 이야기를 들어보았더니, 대부분이 젊었을 때부터 걷는 습관이 없었다. 운동도 하지 않으며 그다지 걷지도 않았기 때문에 근력이 저하되었던 것이다.

걷기는 다리만 사용한다고 생각하기 쉽지만 실제로는 전

신을 사용하는 운동이다. 걸을 때는 팔을 흔들고 허리를 움직인다. 또한 머리를 지탱하기 위해 목 근육도 움직인다. 따라서 **자주 걷는 사람은 자신도 모르는 사이에 전신 운동을 하고 있는 것에 반해, 그다지 걷지 않는 사람이나 1일 걸음 수가 3,000보 이하인 사람은 전신의 근육을 움직일 기회가 적다. 그러니 당연히 몸 전체의 근력이 저하되기 쉽다.**

근력이 저하되면 몸의 안정성이 저하되며 자세가 나빠진다. 보폭이 좁아지고 걸음 속도가 느려진다. 또한 넘어질 위험이 커진다. 작은 계단이나 집에서 넘어지는 바람에 골절되어 장기 입원과 간병이 필요해지는 사람들도 있다. 근력이 저하되면 걷기 싫어지고 점점 걷지 않게 되어 근력이 더 저하되는 악순환에 빠진다.

프레일티가 되어 누워만 있게 된다

프레일티가 되면 휠체어가 필요해지거나 이른바 누워만 있는 상태가 될 가능성도 커진다.

누구나 싫어하는 누워만 있는 상태는 갑자기 일어나는 것이 아니다. 단계적으로 진행되는 결과다. 프레일티에서 넘어짐과 골절로 단번에 누워만 있게 되는 사람들도 있으며, 뇌졸중처럼 갑자기 누워만 있게 되는 경우도 있다. 하지만 서서히 근력이 저하돼 프레일티 단계를 거치고 자력으로 이동하기 어려운 상태가 되는 케이스도 자주 볼 수 있다.

프레일티인지 아닌지는 걷는 방법이나 자세를 관찰하면 바로 알 수 있다. 매일 지팡이를 짚지 않고 걸어서 역 또는 정류장으로 가서 전철이나 버스를 타고 이동하는 사람들은 괜찮다. 하지만, **지팡이가 필요하거나 균형을 못 잡는 경우가 많아지는 등 걸음이 불안정하다면 이미 프레일티 단계라고 생각하는 편이 좋을 것이다.**

하지만, 자신이 프레일티가 되고 있다는 것을 전혀 눈치 채지 못하는 사람들도 적지 않다. 눈치채지 못하기에 근력을 기르려고 하지도 않아, 점점 더 근력 저하가 진행된다.

코로나 사태에서 긴급 사태 선언과 확산 방지책 등 중점 조치(확산 방지)가 시행되었다. '스테이 홈'이라는 구호가

등장해 외출을 삼가는 사람들이 늘어났다. 하지만 이후에 교토대학(京都大學)의 후지이 사토시 교수가 진행한 검증에 따르면 긴급 사태 선언에는 어떠한 효과도 없었다는 것이 밝혀졌다.

효과가 없었을 뿐만 아니라 프레일티가 늘어나기만 했다. 하지만 코로나가 수습된 지금도 TV와 신문에서 여러 가지 전염병에 대해 매일 다루고 있어, 전염될까 두려워 외출을 계속 삼가고 있는 사람들도 많다.

외출하지 않는다는 것은 걷지 않는다는 말이다. 프레일티가 되고 있거나 프레일티 전 단계일 가능성이 있다. 도심이든 지방이든 코로나와 백신의 소용돌이 속에서 지팡이를 짚은 사람들이 늘어났다고 한다. 코로나 이후, 50대, 60대 중에도 프레일티인 사람이 증가했다.

프레일티에는 체내의 기능 저하뿐만 아니라 정신적 프레일티인 상태도 있다. 의욕이 떨어져 내향형이 되는 것이다. 고령기 우울증도 그중 하나다.

동네 의사로 근무하면서 코로나 사태 이후에 정신적 프레일티가 된 고령자들이 늘어났다고 느꼈다.

걷지 않으면 근육량이 줄어들어
'프레일티'가 된다!

걷지 않는 사람은
인지 기능도 면역력도 떨어지기 쉽다

　코로나 사태 속에서 자숙한 뒤 걷지 않는 사람들이 늘어났다. 평소에 그다지 걷지 않는 사람들은 근력이 저하될 뿐만 아니라 인지 기능도 저하되기 쉽다. 가벼운 유산소 운동 중 하나인 수시로 걷기는 별거 아닌 것처럼 보여도, 뇌의 인지 기능을 비롯해 다양한 기능을 유지하는 데 꼭 필요한 운동이다.
　근육에 명령하는 것은 뇌다. 또한 보행 시 상황 판단에는 다양한 인지 기능이 필요하다. 집에서 밖으로 나가 걸을 때는 지나가는 다른 보행자들을 피하고, 자전거를 피하고, 자동차를 주의하면서 걸어야 한다. 신호나 노면 상황을 살펴보고 다양한 판단을 해야 한다. 뇌 속에서는 항상 많은 정보 처리가 이뤄지고 있는 것이다. 밖을 걷기만 해도 사실 많은 뇌의 기능을 사용하고 있다.
　근육을 사용하지 않으면 근육이 약해지는 것과 마찬가지로, 뇌를 사용하지 않으면 인지 기능이 떨어진다. 집 안에서

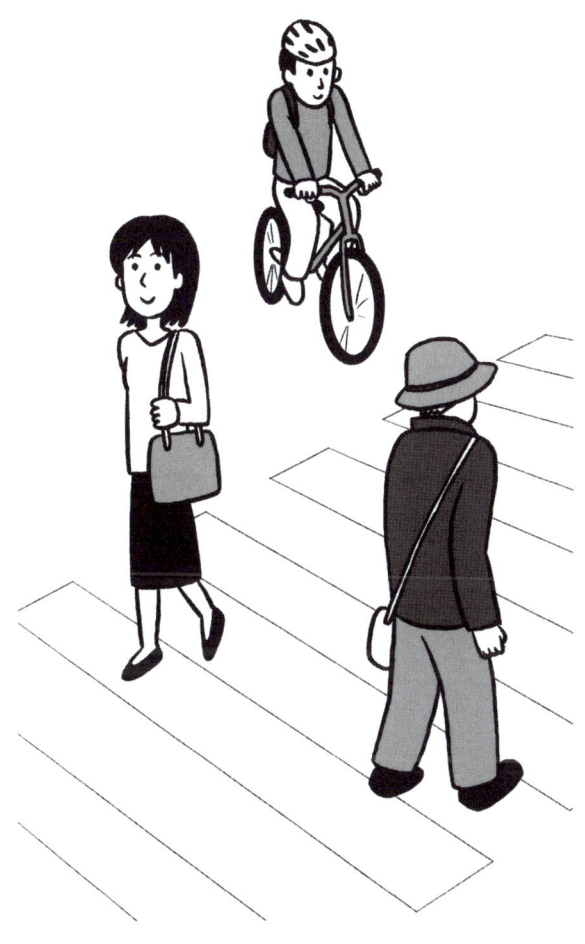

걸을 때 상황 판단을 하려면 다양한 인지 기능이 필요

텔레비전만 봐서는 뇌를 그다지 많이 쓸 수 없다.

집 안에 갇혀서 밖으로 나가 걷지 않는 사람은 인지 기능이 떨어져 MCI(치매 예비군)나 치매에 걸릴 가능성이 있다. **걷는 습관이 없는 사람은 근력과 인지 기능이 저하될 뿐만 아니라 면역력(저항력)도 저하된다.** 걷지 않으면 외부에서 들어오는 세균과 바이러스에 대한 면역력도 저하되고 만다. 누구나 원래 몸에 갖춰진 기본적인 자연 면역이 저하되면 전염병뿐만 아니라 암이나 치매 등 온갖 영역의 병에 걸릴 가능성이 커진다.

자신은 비틀거리는 것을 잘 깨닫지 못한다

보행 습관은 건강 상태에 큰 영향을 미치므로 어떻게 걷고 있는지를 확인하는 일은 건강 상태를 판단하는 데 무척 도움이 된다. 그래서 나는 초진 환자에게 먼저 일상생활에서 얼마나 걷고 있는지를 꼬치꼬치 물어본다. 이야기를 모두 들은 후에는 진료실을 걷게 한다. 진료실은 보통 3m×5m 정도의 넓이다.

"패션모델처럼 걸어보세요."

"등을 펴고 멋지게 걸어보세요."

"당신이 제일 멋지다고 생각하는 자세로 걸어보세요."

이런 말들로 부탁하면, 대부분의 환자는 부끄러워하면서도 걷는다.

이때, 스스로는 제일 멋지다고 생각하는 자세로 걷고 있지만, 객관적으로는 불안정하고 비틀거리며 걷는 사람들이 많다. 이는 내가 중요시하는 '보행 진단' 중 하나다.

거리의 쇼윈도에 비치는 모습을 보고 '건너편에 사람이 비틀거리며 걷고 있네'라고 생각하며 잘 보니 자기 자신인 것과 같은 느낌이다.

사실 자신이 어떻게 걷는지 잘 모르는 사람들이 대다수이며, 자신이 프레일티가 되고 있어도 자각이 없는 사람들이 대다수이다. 또한, **프레일티라는 말 자체를 모르는 사람들도 많다.**

'프레일티'가 중년부터 시작되는 사람도 있다

프레일티는 중년부터 시작된다.

남성이든 여성이든 잘 걷지 않는 사람들은 40대, 50대부터 프레일티거나 그에 가까운 상태가 된다. 걸음을 언뜻 보기만 해도 프레일티인지 아닌지 거의 알 수 있다. 또는 허벅지의 앞쪽 대퇴사두근(大腿四頭筋: 넙다리네갈래근)을 보면 프레일티를 의심할 수 있다.

옷을 입은 상태에서도 '아, 얇네', '프레일티구나', '이 사람, 걷질 않는구나'라고 진료를 할 수 있다. 프레일티가 있으면 다른 병이 합병증으로 발병하기 쉽다. **걷지 않는 사람일수록 병에 걸리기 쉽다는 것은 몇천 명 넘게 진료해 온 내 경험에 근거한 결론이다.**

진료실에서 환자를 진료할 때마다 '모델 워킹'을 해보라고 하는 의사는 어쩌면 나뿐일지도 모른다. (웃음)

모델 워킹에 대해 조금 더 자세히 이야기해보겠다. 모델 워킹은 등을 펴고 키가 제일 큰 상태로 만든 뒤에 걷는 것이

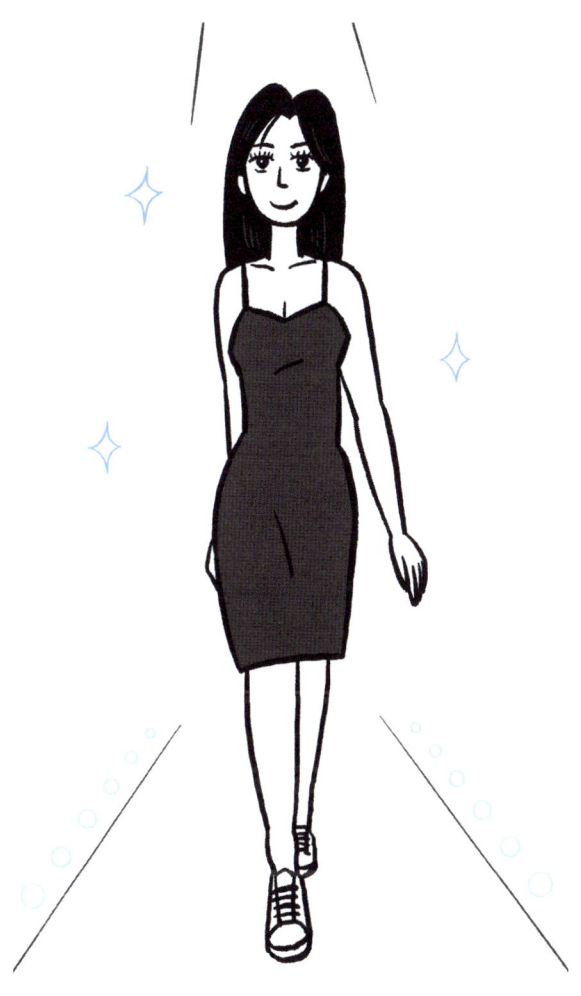

모델 워킹

등을 펴고 키가 제일 큰 상태로 만들어 걷는다

다. 사람은 키 측정기에 올라서면 등을 펴고 최대한 키를 크게 만들려고 하는데, 그때처럼 키를 늘린 자세를 유지하면서 걷는 것이 모델 워킹이다.

환자의 머리카락을 조금 잡아서 피아노 줄로 위에서 당기고 있는 듯한 이미지를 떠올려보자.

그러면 경추(頸椎), 흉추(胸椎), 요추(腰椎) 사이의 추간판(椎間板)이 스트레칭 된다.

'이 키 그대로 가급적 큰 보폭으로 모델처럼 걸어보세요'라고 하면, 모두가 부끄러워하면서도 걷는다.

하지만, 걷기 시작하면 오른발을 내디뎠을 때 오른손이 앞으로 나와 같이 움직이는 사람들이 꽤 있다. 걷는 법을 너무 의식해 손과 발의 움직임이 부자연스러워 로봇처럼 움직이는 사람도 있다.

잠시 걷게 한 뒤에 모델처럼 걸을 수 있게 되면 진료실 끝까지 걸은 뒤 턴(turn)하라고 말한다. 하지만, '턴(turn)!'이라고 하면 많은 사람이 비틀거리고 만다. 모델처럼 멋지게 턴(turn)할 수 있는 사람은 거의 없다. 이 '턴(turn)'도 포인

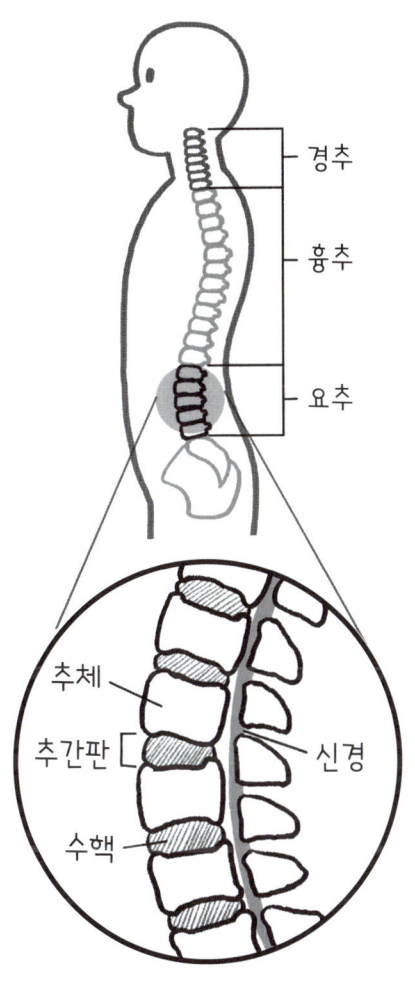

경추, 흉추, 요추 사이의 추간판

트다. 턴(turn)의 방식으로 대뇌와 소뇌의 기능을 바로 상상해볼 수 있다.

모델 걷기의 다음에는 '이번에는 북한 병사처럼 걸어 보세요'라고 말한다.

북한 병사는 등을 펴고 손을 크게 흔들면서 다리를 높이 들고 발꿈치로 착지한다. 보통 걷는 습관이 없는 사람은 이런 과장된 걸음으로 걸을 수 없다.

40대 중에도 '모델 걷기'와 '병사 걷기'를 전혀 할 수 없는 사람들이 있다.

그런 사람들의 이야기를 들어보니, 평소에 거의 걷지 않으며 걷는 습관이 없는 사람들뿐이었다.

올바른 걷기를 습관화하면 근력도 높아지며 인지 기능과 면역 기능도 유지할 수 있다.

걷지 않으면 인지 기능도 면역력도 저하된다.
걷지 않는 사람일수록
병에 걸리기 쉽다는 것은
몇천 명이 넘는 고령자들을 진료해 온
내 경험에 근거한 결론이다.

생활습관병도 암도 치매도 뿌리는 같다

지병이 몇 개나 있다며 병을 자랑하는 사람이 있다. 각각의 병이 독립된 것이 아닌, 필연적으로 병들이 겹쳐 연결되어 있는 것이다. 예를 들면, 장(腸)과 뇌(腦)는 서로에 영향을 미쳐 '뇌장상관(腦腸相關)'이라는 말도 있다.

근육과 뇌도 서로 영향을 미치고 있다. 참고로 발생학적(發生學的)으로는 장이 뇌보다 상위이다. 심장과 신장도 연계되어 있다. 사람의 장기(臟器)는 서로 커뮤니케이션을 하며, 제휴와 협동하고 있다.

각 장기가 '위험해'라는 메시지를 전하거나 서로를 도우면서 온몸에 협조하고 있는 것이다. 그러니, 어딘가 하나의 장기가 눈에 띄게 나빠지거나 조화가 무너지면 도미노처럼 반드시 다른 장기도 연쇄적으로 나빠진다.

생활습관병도 암도 치매도, 하나의 병이 발병하면 마치 도미노처럼 몇 개의 합병증이 생기는 경우가 종종 있다. 즉 어떤 병이든 뿌리는 같다는 이야기이다. **그 뿌리는 편향된 생활 습관이다.** 그 원인은 대다수의 경우, 직장이나 가정에 있다. 즉, 스트레스다. 이를 간과하고 고치도록 조언하는 것이 의사의 역할이다. 하지만 현대 의학과 의료는 과도하게 장기별로 전문 분화되어 있다.

같은 내과라도 내분비과에 가서 당뇨병 진료를 받고, 소화기내과에 가서 역류성 식도염을 진단받는다. 또한 정형외과에 가서 관절 류마티스 진료를 받고, 종양내과에서 암 진료를 받은 뒤에 치매 의심이 있을 때는 정신과에서 진료받는다.

애초에 한 명의 고령자가 진찰권을 5장, 10장이나 갖고 있는 것 자체가 이상하다. 주치의가 누구냐고 물어도 모르는 사람들이 많다. 하지만 병의 뿌리를 손보지 않으면 병을 예방하고 치료할 수 없다.

의료의 기본은 영양과 걷기만으로도 충분하다

인간의 몸은 '영양'과 '산소'로 에너지를 만들어낸다.
단백질, 지방, 탄수화물이 3대 영양소인데, '영양소'를 태

우려면 '산소'가 필요하다. 세포 안의 미토콘드리아라는 부분에서 식사로 섭취한 '영양소'를 호흡으로 들이마신 '산소'로 태워 ATP(Adenosine Triphosphate: 아데노신 3인산)라고 불리는 에너지로 바꾼다.

인간이 살아가려면 에너지를 만드는 영양과 산소가 필요하다.

영양은 식사를 신경 쓰면 3대 영양소를 균형 좋게 섭취할 수 있다. 한편, 대기 중에 약 21%가 산소니 호흡하면 산소는 체내에 들어온다. 산소를 잔뜩 들이마시려면 낮에 밖으로 나가 수풀이 많은 공원 등에서 크게 호흡하며 천천히 걸으면 된다.

마스크 등은 논외이다.

원래 의료의 기본은 영양과 걷기만으로도 충분하다. 이 두 가지만으로는 부족할 때 기간 한정으로 최소한의 약을 처방하는 것이 대원칙이다.

하지만, 현재의 의료는 약 처방이 중심이 되고 있다.

의료 기관은 너무 전문 분화되어 있다.

환자 중에는 10가지 과(科)에 걸쳐 10명의 주치의가 있다고 자랑하는 사람도 있다.

각각의 과에 진료 가이드라인이 있으니, 가이드라인에 따라 약이 처방된다. 몇 종류의 약으로 끝나면 그나마 나은데, 때로는 20종류 이상의 약을 처방받는 다제(多濟) 투약이 되는 경우도 있다. 이것이 원인이 되어 새로운 병을 얻어 힘들어하는 사람도 있다. 그런 환자들에게 자세한 이야기를 들어보면, 제일 중요한 걷기 습관이 없는 사람들이 많았다.

나는, **기간 한정으로 약을 사용하는 경우는 있어도 최종적으로는 약을 먹지 않는 상태를 지향하는 것이 의사의 역할**이라고 생각한다. '꽤 좋아지셨으니 앞으로는 영양과 걷기만으로도 충분합니다'라고 말할 수 있을 때까지 함께하는 것이 의사의 역할이 아닐까?

그래서 옛날 나가오클리닉에서는 영양면에서는 영양사의 힘을 빌려 조언하고, 나는 주로 걷기와 수면에 대해 지도했었다.

치매 약은 효과가 있을까?

지금 일본에서는 4가지 종류의 치매약이 보험에 적용되고 있으며, 항(抗)치매제로 사용되고 있다. 일반적으로는 도네페질, 갈란타민, 메만틴, 리바스티그민(붙이는 약)이라는 이름으로 알려져 있다.

하지만, 결론부터 말하자면 치매에는 이러한 약 사용을 추천하지 않는다.

이들은 신경 전달 물질인 아세틸콜린이라는 화학 물질을 증강시키는 약이다.

치매를 치료하는 약이 아니라 치매가 진행되는 속도를 늦춰준다고 알려져 있는데, 사용하지 않길 바라는 이유가 몇 가지 있다.

- 첫 번째 이유는, 부작용이 너무 심하다는 점이다. 이노성(易怒性: 화를 잘 내는 성급한 성격)이 높아지는데, 말하자면 쉽게 화를 내게 되는 것이다. 약 때문에 폭력을 행사하거나 폭언을 하는 사람들이 있다.

- 두 번째는 보행 장애, 파킨슨병에 걸릴 위험이 있다는 점이다.
- 세 번째는 식욕 부진으로 체중이 줄어든다는 점이 있다.
- 네 번째는 심장에 대한 영향이다. 치명적인 부정맥을 유발하는 케이스가 있다.

심지어 저자는 이러한 약들의 효능에도 상당한 의문을 품고 있다. 《항치매제의 불편한 진실》, 《치매약을 끊으면 치매가 좋아지는 사람이 있다는데 진짜인가요?》라는 책에도 썼듯이, 이러한 약의 인가를 얻을 때 제약회사가 후생노동성에 제출한 데이터에는 신빙성이 부족하다고 여겨지는 점들이 많았다.

2018년 8월, 프랑스 정부는 이 네 가지 약을 보험 적용에서 제외했다.

유용성을 부정한 것이다.

일본에서는 도네페질 등의 처방에 '1일 3mg으로 투약을 개시하여 2주 후에 반드시 5mg으로 올려야 한다. 또한 가능하면 10mg까지 증량하라'라는 증량 규정까지 정하고 있다. 3mg으로 상태가 괜찮다면 그대로 유지해도 괜찮을 것 같은데, 이를 인정하지 않는 이상한 규정이 있는 것이다.

그래서 '항치매제의 적량 처방을 실현하는 모임'이라는 일반 사단법인을 만들어 국회 논의를 거쳐 그 증량 규정을 철폐하게 했다.

큰일을 했다는 자부심이 있는데, 대형 언론에서는 보도해주지 않았다. 〈시나노 매일신문〉 등 교도통신을 이용하는 지방지에서나 1면에 크게 보도해주었다.

최근에는 레카네맙이라는 치매 신약이 등장했다. 일본에서는 2023년에 인가를 받아 현재 사용되고 있다. 2주에 한 번 투약하는데, 1년 정도 투약하면 300만엔(자기부담금은 14만엔 정도)이나 드는 고가이다. 치매 전문 병원에서 특수한 검사를 받은 MCI, 즉 경도 치매인 분들에게만 적용된다고 한다.

하지만, 슬프게도 이 약도 효과가 명확하지 않다. 많은 치매 전문의가 효과가 없다고 밝히기 시작했다.

치매에 효과 있는 약과 영양제

그럼 치매에 효과적인 보험 적용 약은 하나도 없는 것일까? 실은 딱 하나 있다.

일반적으로 실로스타졸이라고 불리는 약인데, 상품명은 프레탈이다.

이것은 치매와 그 예방에 효과가 있다.

정확히 말하자면, MCI에서 치매로 진전되는 것을 방지하는 것과 치매에 걸린 사람의 진행을 억제해 주는 두 가지 의미에서 유효하다. 다만, 이 약은 현재 뇌경색 후유증에만 보험 적용이 되고 있다. 치매에는 적용되지 않는다.

또한 왜인지 모르겠지만 프레탈의 제네릭(후발의약품)은 치매 예방에 효과가 없다. 선발의약품인 프레탈만 예방 효과가 있다는 논문을 이케부쿠로 병원의 히라카와 아타루 선생이 발표했다.

그러니 나는, 보험이 적용되는 치매약을 원하시는 분들께 이 프레탈을 권하고 있다.

또한 치매에 효과가 있는 영양제도 몇 가지 사용한다.

- 탁시폴린……시베리아의 잎갈나무에서 추출되는 성분이다.
- 페룰산……쌀겨 성분이다. 페룰산에 가든 안젤리카라는 약초 성분의 혼합제를 더한 것을 펠가드라는 이름으로 판매하고 있다.
- M가드……M은 신경을 감싸고 있는 미엘린을 가리킨다. 이 미엘린을 회복하는 작용이 있는 헤스페리딘이라는 귤껍질 유래 성분이 들어 있다.

여기서 말한 영양제는 대개 한 달에 5,000~6,000엔 정도다. 일반적으로 한 달에 2만, 3만 엔이나 하는 영양제는 오히려 수상하다고 여기는 게 좋을 것이다.

하지만, 솔직히 말하자면 영양제에 돈을 쓸 바에는 미네랄이 듬뿍 들어 있는 좋은 채소를 먹길 바란다. 213페이지에서 이야기할 채소 수프를 섭취하기를 권한다.

의료의 기본은 식사와 걷기다.
병의 '뿌리'를 고쳐보자!

걷지 않는 사람은 변비에 걸리기 쉽다

변비로 고민하는 사람이 적지 않다. 변이 나오지 않으면 배가 부풀거나 개운하지 않다.

변비는 자율 신경 기능이 저하된 증상이다. 변비로 고민하는 사람의 대다수는 평소에 그다지 걷지 않는 사람들인데, 걷지 않아서 자율 신경의 작용이 저하된 것이 변비의 원인 중 하나라고 여겨지고 있다.

자율 신경이란 글자 그대로 자율적으로 움직이는 신경이다. 심장의 수축력과 심박수를 조정하거나 장연동(腸蠕動)을 조절한다.

요가의 달인은 자기 의지로 맥을 꽤 느리게 만들 수 있다고 하는데, 평범한 사람들은 맥박을 스스로 컨트롤할 수 없다. 자기 의지와는 관계없이, 자율적으로 움직이는 신경이 자율 신경이다.

자율 신경의 두께는 제각각이며 해부하면 두꺼운 것은 실처럼 보인다. 자율 신경은 몸속에 펼쳐져 있으며, 잠잘 때도 24시간 쉬지 않고 온몸에 있는 각 장기의 움직임을 조절하고 있다.

자율 신경에는 교감 신경과 부교감 신경이 있다. 교감 신경은 액셀처럼 작용하며 부교감 신경은 브레이크 같은 역할을 한다. 긴급할 때나 스트레스를 받았을 때는 교감 신경이 우위가 된다.

예를 들면, 동물에게 습격받을 것 같을 때는 싸우거나 도망쳐야 하므로 심박수와 혈압을 높여 언제든지 움직일 수 있도록 근육에 힘을 준다. 이렇게 목숨이 위험할 때는 먹은 음식을 소화할 필요가 없기 때문에 위장의 연동 운동 등이 저하된다.

역으로 부교감 신경이 우위가 될 때는 반대의 현상이 일어난다. 심박수와 혈압이 낮아지며 근육이 릴렉스 상태가 된다. 위(胃)와 장(腸)의 연동 운동이 활발해진다. 식욕이 증가하며 소화가 진행되고 배설이 원활해진다.

하루를 생활하며 자율 신경의 이 두 가지 균형이 맞는 것이 중요하다. 평소에 활동할 때는 교감 신경이 우위이며, 밤에 잠을 잘 때는 부교감 신경이 우위가 되어야 수면의 질이 좋아진다. 걷는 습관이 있는 사람은 낮 동안 잘 걷기 때문에 기분 좋게 피곤해져 밤에 잠을 잘 잔다. 낮 동안 지속해서 교감 신경이 흥분한 상태여도 밤에는 편안한 부교감 신경이 우위인 상태가 되는 것이다. 그리고 **부교감 신경이 우위인 시간대가 길어지면 변비가 개선된다. 이처럼 걷는 습관을 잘 들인 생활을 지속하면 자율 신경의 균형이 좋아진다.**

그다지 걷지 않는 사람에게는 완전히 반대의 일이 일어난다. 변비로 소화기내과에서 진료받으면, 걷는 습관과 식습관을 묻지도 않고 변비약을 처방해주는 경우가 종종 있다. 걷지 않는 사람은 햇볕을 쐬지 않으므로 수면 호르몬인 멜라토닌이 잘 분비되지 않으며, 적당한 피로감도 얻을 수 있어 수면의 양(量)도 질(質)도 떨어진다. 잠이 오지 않아서 근처에 있는 병원에 가면 수면제를 처방받기 쉬운데, 자주 걷는 습관만 들이기만 해도 확실히 개선할 수 있다.

불면과 기분 저하로 정신과나 심장내과를 찾는 사람들이 있다. 그러면 쉽게 SSRI 같은 이른바 항우울제를 처방받는데, 증상은 개선되지 않은 채 다양한 부작용에 시달리는 등 악순환에 빠지는 사람들도 종종 볼 수 있다.

걷는 습관이 없어서 몸이 안 좋아지고, 병원을 몇 군데나

돌아다니며 대량의 약을 처방받아 약 때문에 힘들어하는 사람들이다. 이러한 사람들이 너무 많다고 생각한다. 약의 부작용을 해결하기 위해 다른 약을 또 처방받아 처방 약이 늘어나는 '처방 캐스케이드(prescription cascade)'도 있다. 하지만 걷기 습관으로 악순환을 끊어낼 수 있다.

만약 **변비로 고민하고 있다면 걷기가 제일이다. 걸으면 자율 신경의 기능이 조정되며 수면의 질이 좋아지고 변비가 완화된다. 매우 단순한 이야기다.**

파킨슨병에는 운동 요법이 필수

파킨슨병은 손과 발, 몸이 떨리거나 동작이 느려지고 걸음이 불안해지며 넘어지기 쉬워지는 등 운동 증상이 나타나는 병이다.

언뜻 보기만 해도 알 수 있다. 뇌간부에서 생산되는 도파민이라는 신경 전달 물질의 감소로 발병한다. 최근에 파킨슨병인 사람이 늘어나고 있어 의료계에서는 **'파킨슨 팬데믹'**

이라는 말이 쓰이고 있다.

고령화가 진행되고 있는 일본에서는 노화에 따른 파킨슨병이 늘어나는 경향이 있는데, 코로나 사태에서의 과도한 자숙과 빈번한 백신 접종도 큰 영향을 미치고 있다.

파킨슨병은 약물 요법이 주된 치료법으로 여겨지고 있는데, 운동하면 진행을 늦출 수 있다. 예를 들면, **'파킨슨 댄스'**를 들 수 있다. 음악에 맞춰 춤을 추는 것만으로도 증상이 완화된다.

인터넷에서 검색하면 '파킨슨 댄스'의 영상이 많이 나온다. 파킨슨병 치료의 토대는 운동 요법인 것이다.

댄스도 효과적이지만, 걷기도 파킨슨병의 진행을 늦출 수 있다. 골프장에도 경증 파킨슨병 환자들이 가끔 보인다. 그들은 카트도 이용하면서 넘어질 위험이 낮은 페어웨이를 적당히 걸으면 증상의 진행을 늦출 수 있다는 것을 잘 알고 있다.

또한 파킨슨병에서 치매에 이른 사람도 많은데, 걷기는 치매 예방으로도 이어진다.

걷기(Walking)는
파킨슨병의 진행을 늦출 수 있다.

제3장

치매에 걸리는 이유

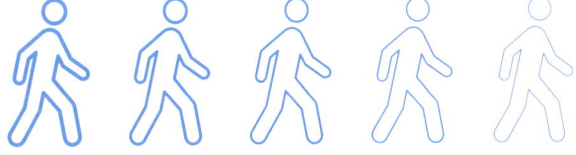

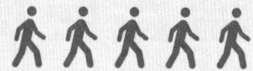

인지 기능의 저하는 누구에게나 일어난다

고령이 될수록 많은 사람들이 크든 작든 인지 기능이 떨어진다.

뇌 속에서는 신경 세포들이 서로 무수한 네트워크를 구축해 훌륭하게 팀워크를 해낸다. 하지만 나이를 먹으면 신경 세포의 수가 줄어들며, 팀워크도 서서히 저하되어 인지 기능이 떨어진다.

저자도 인지 기능의 저하를 자각하고 있다. 예를 들면, 음악을 듣고 있을 때 잘 아는 곡인데도 좀처럼 가수의 이름이 생각나지 않을 때가 있다. 사람의 이름이 떠오르지 않는 건 꽤 충격이었다. 모임 등에서 다른 사람과 만날 때 '이 사람 이름이 뭐였더라?'라는 말이 목구멍까지 튀어나오며 이름이 기억나지 않는 경우도 있다.

11자리 휴대 전화 번호도 기억할 수 없게 되었다. 누군가가 전화번호를 가르쳐줄 때, '잠깐만요, 메모할 것을 가져올게요'라고 말하며 메모를 해야만 한다.

이러한 증상은 건망증이며, 치매는 아니다. 하지만 인지 기능이 떨어진 것은 확실하다.

또한 시간 순서의 기억이 애매해질 때도 있다. 어떤 사건이 코로나 이전이었는지 코로나 이후였는지 모호할 때가 있다. 우산을 잃어버리는 등 물건을 잃어버리는 횟수가 늘어나 곤란하다. '아, 뇌가 나빠지고 있구나'라고 느낀다.

대부분의 고령자가 인지 기능의 저하를 서서히 자각하고 있다. 인지 기능의 저하는 결코 부끄러운 일이 아니다. 하지만 많은 사람이 자존심 때문에 가족과 친구, 의사에게 상담하지 않는다. 가급적 걷는 습관을 들이는 등 조치를 취하면 꽤 개선될 수 있는데, 이를 모르는 이들이 대부분이다.

이제 치매는 국가적 과제다

치매는 갑자기 걸리지 않으며, 인지 기능이 긴 시간에 걸쳐 서서히 저하되어 단계적으로 일상생활에 지장이 생기는 병이다.

타각(他覺: 다른 사람이 알아봄) 증상도 자각 증상도 없지만, 뇌 속에서는 치매가 시작되고 있는 상태를 '프레크리니컬기(preclinical期)(치매 전 임상기)'라고 한다. 더 진행되면 어떠한 증상이 나타나기 시작한다. 이 단계는 'MCI(Mild Cognitive Impairment: 경도 인지 장애)'라고 한다. 더 진행되면 치매에 이른다.

'증상이 없는 프레크리니컬기(期)' → '증상이 나타나기 시작하는 MCI' →' 치매'로 진행되는 것인데, **명확한 증상이 보이지 않는 프레크리니컬기(期) 단계에도 뇌 속에서는 치매가 분명히 시작되고 있다.**

2024년 시점에 국내 치매 고령자 수는 약 440만 명, 치매 예비군이라고 하는 MCI 고령자 수는 약 560만 명으로 추계되고 있다.

치매인 사람과 MCI인 사람을 합치면 약 1,000만 명이다. 프레크리니컬기(期)인 사람을 포함하면 더 많은 숫자의 사람들이 치매이거나 치매가 되고 있다는 이야기가 된다.

치매는 당사자에게 큰 문제지만, 환자가 약 1,000만 명이나 되니 국가적 과제라고도 할 수 있다. 국가는 치매 시책 추진 전략인 '신(新)오렌지플랜'을 내걸고 다양한 시책을 진행하고 있다.

국가의 치매 대책은 원래 '조기 발견과 조기 개입'이었다. 하지만 현재는 '예방과 공생'으로 바뀌었다. 조기 개입은 중요하지만, 개입의 내용이 항(抗)치매제가 되어 버린 것이 실정이며 걷기 등의 생활 습관에 관한 계발은 부족한 것이 지금의 상황이다.

나는 **국가적으로 '걷기를 통한 치매 예방'에 대해 계발해 나아가야 할 때**라고 생각한다.

왜 치매에 걸리는가

치매는 '뇌의 당뇨병'이라고도 한다. 즉, 뇌에 포도당의 이용 효율이 나빠진 상태다.

뇌세포가 활동하려면 에너지원인 포도당이 반드시 세포

안에 흡수되어야 하는데, 흡수가 어려워져 에너지를 잘 사용할 수 없게 되는 것이다.

세포에 포도당이 흡수되려면 '세포 안에 포도당을 넣는다'라는 메시지를 보내는 인슐린이라는 호르몬이 필요하다. 그러나 인슐린이 잘 작용하지 않으면 포도당이 세포 안에 들어가기 어려워진다. 인슐린이 본연의 역할을 하지 못하는 상태를 '인슐린 저항성'이라고 부르는데, 뇌 속에 인슐린 저항성이 높아진 상태가 바로 치매다.

치매인 사람에게는 **'공복을 참지 못한다'**는 특징이 있다. 인슐린이 있어도 잘 작용하지 않기 때문에 뇌세포에 조금이라도 포도당이 떨어지면 포도당을 갈망하게 된다. 알기 쉽게 얘기하자면, 마치 각성제 의존증인 사람이 각성제를 끊은 것처럼 포도당을 원하게 되는 것이다.

무척 건강한 사람은 식사할 때 포만감을 느끼며 먹은 음식이 소화되고 흡수된 후에 차츰 공복이 된다. 그리고 잠시 공복 상태가 지속되어도, 다음 식사 시간까지는 공복 상태를 참을 수 있다.

하지만, 치매나 치매 경향이 있는 사람은 잠시라도 공복 상태가 되어 혈당치가 낮아지면 뇌가 포도당을 갈망한다. 아무리 해도 뇌가 참을 수 없어 다음 식사 시간이 오기 전에 탄수화물 등을 먹고 마는 것이다. 저녁 식사를 했는데도 배가 고파서 아침까지 참지 못하고 밤에 주먹밥 같은 음식을 먹게 되는 식이다.

치매가 심해지면 뇌세포 내의 포도당 부족이 더 두드러진다. 밤에 몰래 먹는 사람도 많으며, 밥통 안에 밥을 손으로 덥석 먹어버린 후 단기 기억 장애 때문에 본인은 전혀 기억하지 못하는 경우도 종종 있다.

치매에는 '뇌의 당뇨병', '제2의 당뇨병'이라는 별명이 있는데, 당뇨병은 치매에 걸릴 제일 큰 위험 요인이다. 그러니 당뇨병 예방은 치매 예방과 같다.

아밀로이드 베타라는 뇌의 쓰레기가 쌓인다

치매 환자의 뇌에는 아밀로이드 베타가 침착된 것이 보인다. 아밀로이드 베타란, '뇌의 쓰레기' 같은 것이다. 쓰레기가 많이 쌓여 뇌세포와 세포 사이의 전달이 나빠지는 것이 치매이다.

뇌를 아밀로이드 PET-CT라는 것으로 검사해 보면, 아밀로이드 베타가 얼마나 침착되어 있는지 알 수 있다.

아밀로이드 베타는 나이가 든 이후에 침착되기 시작하는 것이 아니다.

사람에 따라서는 30대, 40대 정도부터 침착이 시작된다.
MCI의 전 단계인 프레크리니컬기(期)인 사람의 뇌 속에서도 아밀로이드 베타가 검출된다.

프레클리니컬기(期)인 사람은 아무런 증상도 나타나지 않기 때문에 보통은 아밀로이드 PET-CT 검사는 하지 않는다. 치매 예비군이라고 여겨지는 MCI 기준에 포함되지 않아도 뇌 속에서는 이미 치매가 시작되고 있는 것이다.

이러한 사람들의 대다수는 설탕이 든 과자를 매우 좋아한다. 10대, 20대 때부터 단맛 음식이나 과자만 먹은 것이 큰 영향을 미쳤다고 할 수 있다.

저자는 어느 야간 고등학교에서 20년 이상 보건의로 근무해 왔는데, 당뇨병에 걸린 고등학생을 몇 명이나 진료했다. 옛날에는 '당뇨병은 성인병'이라고 했으며, 중년과 노년 이후의 병이라고 여겼으나 지금은 당뇨병에 걸린 아이들이 많다. 15살 정도에 당뇨병에 걸려 치매가 시작된 아이도 드물지 않다.

그런 아이의 뇌를 PET-CT로 검사해 보니, 아밀로이드 베타가 관찰되었다는 보고가 있다.

치매에 걸릴 요인이 되는 당뇨병을 예방하는 것이 중요하다. 10대, 20대일 때 치매를 예방해야 한다. 치매는 '포도당 의존증', '탄수화물 의존증', '설탕 의존증'이라고 바꿔 말할 수도 있다.

당뇨병 예방은 일단 식사 요법부터 시작해야 한다. 비만인 사람에게는 탄수화물의 비율을 60%에서 40%로 줄이는 '저(低)탄수화물식(食)'을 권장한다. 단맛 음식이나 과자만 먹지 말고, 고기와 생선, 채소 등을 균형 있게 먹는 것이다. 이것이 당뇨병과 당뇨병으로 발생하는 치매 예방의 토대다.

치매는 '뇌의 당뇨병'이다.
비만인 사람은
저탄수화물식으로 치매를 예방하자.

치매 초기는 눈치채기 어려우며 말을 꺼내기도 어렵다

반복해서 말하지만, 치매는 나이가 든 이후에 갑자기 걸리는 병이 아니다. 몇십 년에 걸쳐서 인지 기능이 저하된 결과, 치매를 진단받는 것이다.

치매는 가급적 이른 단계부터 예방하는 것이 중요하다. 예방은 '자주 걷기', '설탕이 든 과자를 피하고 균형 있게 먹기' 이 두 가지가 기본이다. **극단적으로 말하자면 치매는 고령자의 병이라기보다, 청년층과 중장년층에 걸친 생활 습관의 결과다.**

'부모의 재산이 많아서 일하지 않아도 살 수 있는 사람', '임대 수입이 많아 일할 필요가 없는 사람', '전업주부로 남편의 수입이 많아 일하지 않아도 괜찮은 사람' 등은 주의가 필요하다. 풀타임으로 일하는 사람과 달리 매일 밖에 나갈 필요가 없기 때문이다. 집안에서 과자를 먹으면서 온종일 텔레비전을 보기만 해도 생활하며 살아갈 수 있다. 하지만 거의 걷지 않으며, 포도당 과잉인 생활을 계속하는 것이 치매에 제일 큰 위험이 된다. 사실대로 말하자면, 치매는 축복받은 사람일수록 걸릴 위험이 큰 병이라는 측면도 있다.

다만, 증상이 거의 나타나지 않는 단계에서는 아무도 눈치채지 못한다. 가족이 눈치챘다고 해도, '치매'라는 말 자체가 상대를 상처입히기 때문에 말하기 어렵다.

부부 사이에도 남편이 '당신, 치매 아니야?'라고 말하면 부인이 화를 내며 싸우게 된다.

부인을 설득해 병원에 가도, 초기 단계에는 거의 증상이 없으니 MCI 진단 기준에도 걸리지 않는다. '치매가 의심되지는 않습니다'라는 말만 듣는다. 그래도 이해가 되지 않아, 신약이나 시험용 신약 치료를 원해 부인을 강제로 전문 병원에 데려가는 남편들도 있다. 치매에는 특수한 영상 검사가 몇 가지 있는데, 뇌 혈류를 알아보는 SPECT라는 검사도 쓰인다. 전문 병원에서 SPECT 검사를 하고 '이상이 없습니다'라는 말을 듣고는 '그럴 리가 없어, 아내가 이상하다고!'라며 화내는 남편도 있다.

왜 남편이 화를 내는지 이상하게 생각하는 사람도 있을 것이다. 실은 남편이 이미 치매에 걸려 있는 케이스도 있다.

웃긴 이야기 같지만, 이런 패턴을 종종 경험했다.

자식이 독립하면 부부 둘만의 생활이 된다. 부부가 함께 같은 음식을 먹고 같은 생활을 한다. **부부가 사이좋게 같은 생활 습관을 지닌 것은 좋은 일이지만, 둘이서 집에 틀어박힌 채로 함께 MCI 전 단계가 되는 경우도 종종 일어난다.**

이 단계에서는 미래의 치매를 저지할 방법이 있다. 약도 무엇도 필요 없다. 그저, 걷는 습관을 들이기만 하면 된다.

치매는 유전된다?

'치매는 유전이다'라고 생각하는 사람도 적지 않을 것이다. '할아버지도 할머니도 부모도 치매에 걸리지 않았으니 나도 치매에 걸리지 않을 거야'라는 사람도 있고, 반대로 '부모가 치매에 걸렸으니 나도 치매에 걸릴 거야'라고 생각하는 사람도 있다. 확실히 사람에 따라 선천적인 요인도 있으나, 치매 발병 여부는 생활 습관 등의 후천적인 요인이 더 관계가 깊다.

치매는 APOE(Apolipoprotein E: 아포리포프로틴 E)라는 유전자와 관련이 있다고 여겨진다. APOE 유전자를 검사하면 발병 위험을 알 수 있다고 하며, 다양한 검사 기관에서 검사해 볼 수 있다.

치매에 걸리면 보험금을 수령하는 치매 보험이 있는데, APOE 유전자 검사 혜택이 포함된 것도 있다.

다만, APOE 유전자 검사만으로 치매에 걸릴지 알 수 있는 것은 아니다. 어디까지나 위험 인자 중 한 가지를 알 수 있을 뿐이다.

치매에 걸리기 쉬운 유전자가 있는 것은 사실이지만, 선천적인 리스크가 있는 경우에도 후천적인 생활 습관을 개선하면 예방할 수 있다.

65세 미만에게 발병하는 약년성 치매도

치매는 고령자의 병이라고 생각하기 쉬운데, 65세 미만에 발병하는 '약년성(若年性=젊은이) 치매'도 있다.

약년성 치매는 코로나 이전 단계에 일본 전국에 약 4만 명이 있다고 추산되었다. MCI인 사람이나 치매 경향이 있는 프레클리니컬기(期)인 사람을 포함하면 훨씬 많은 숫자가 될 것이다.

코로나 시기에는 외출을 자숙하는 분위기로 집에 갇혀 지내는 사람들이 늘어났다. 많은 사람이 자숙의 영향을 받았으니, 프레클리니컬기(期)인 사람들이 더 늘어났을 것이라고 추측한다. **나는 현재 일본 국내에는 65세 미만의 치매와 MCI, 프레클리니컬기(期)인 사람들이 몇십만 명 있을 것이라고 생각한다.**

65세 미만의 치매라는 말을 들으면, 61세, 62세 정도를 떠올릴지도 모른다. 하지만 50대에 발병하는 사람도 있으며, 50대는커녕 40대, 30대에 발병하는 사람도 있다.

문예춘추(文藝春秋)에서 《그래도 웃으면서 살아갑니다》(한국에도 번역 출판됨)라는 책을 출간한 단노 도모후미 씨는 약년성 알츠하이머형 치매의 대표라고 해도 좋을 것이다. 〈NHK 스페셜〉 등에서 몇 번이나 그의 이야기를 다루었는데, 단노 씨는 39세에 치매가 발병했다.

단노 씨는 책도 쓰고 있으며, 강연도 잘하니 흔히 생각하는 치매로는 보이지 않을 수 있다. 그는 원래는 도요타 자동차 계열의 판매 회사인 네츠토요타 센다이의 톱 세일즈맨이었다.

그러다 고객의 얼굴을 잊어버리거나 전화를 끊자마자 용건을 잊어버리는 일이 많아 병원에서 진료받았더니 약년성 알츠하이머형 치매라는 진단을 받았다고 한다.

단노 씨가 사장에게 계속 일하고 싶다는 마음을 전했더니, 사장은 일할 수 있는 환경을 정비해 주었다. 단노 씨는 영업 부문에서 총무인사 부문으로 이동하였으며, 회사에서 여러 가지 배려를 받으며 일을 계속했다.

치매에 걸린 단노 도모후미 씨는 단기 기억에 관한 대부분 일들을 할 수 없었다. 그 부분만 서포트하면 일을 계속할 수 있었다.

무엇을 해야 할지 잊어버리거나 어디까지 했는지 잊어버리기 때문에 리스트를 만들어 체크를 거듭하면서 일을 해 나갔더니 오히려 실수가 줄어들었다고 한다.

단노 씨는 지금 강연을 중심으로 활동하고 있다. 그는 '치매에 걸린 사람을 특별한 눈으로 보지 말아주십시오. 치매에 걸린 사람을 평범하게 대하는 사회였으면 좋겠습니다'라고 이야기한다.

나는 단노 씨와 몇 번 강연을 함께한 적이 있다. 몇 년 전, 아마가사키에서 그와 이틀 동안 대규모 치매 계발 이벤트를 열었다.

1일 차에는 밤늦게까지 회식하고 담소를 나누었다. 하지만 다음 날 아침, 호텔에서 만난 나를 보곤 '당신 누구였죠?'라고 진지하게 물었다. 그때 '아, 역시 치매구나'라고 확신했다. 단노 씨는 몇 번이나 '누구시죠?'라고 물었는데, 지금은 얼굴도 이름도 기억해 주고 있다. 전국 각지를 다니며 사람들 앞에서 이야기하는 일이 좋은 자극이 되어 인지 기능의 저하를 막아주고 있는 것 같았다.

단노 씨 정도로 명백한 약년성 치매가 아니더라도, **치매 예비군인 사람은 어느 사회에도 있을 것이며, 그 전 단계 수준인 사람은 분명 좀더 많을 것이다.**

일하는 사람이 치매에 걸려 인지 기능이 떨어지게 되면, 유럽이나 미국 기업에서는 아마도 해고할 것이다. 하지만 일본에서는 사내에 치매가 의심되는 사원이 있으면 주치의(主治醫)나 산업의(産業醫)과 가족과의 상담을 통해 그 사람의 특색을 잘 활용해 나가는 방법이 요구되고 있다.

치매라는 이유로 사회에서 격리되면 진행이 빨라지니 어떤 형태든 사회와의 관계를 유지해 나가는 것이 무엇보다도 중요하다.

단노 씨는 지금 강연 활동 때문에 거의 매주 전국을 돌아다니고 있다.

약년성 치매는 고령기의 치매보다 진행이 빠른 게 특징이라고 알려져 있다. 하지만 **단노 씨의 약년성 치매는 진행이 저지되고 있다. 정부가 내건 '예방과 공생'을 몸소 실천하고 있는 사람이니 존경스럽다.**

30대, 40대에 치매에 걸린 사람도 있다.
치매에 걸리기 쉬운 유전자도 있지만,
걷기와 영양의 힘으로 막아낼 수 있다.

치매에 걸리면 일부 인지 기능이 급격하게 저하한다

애초에 치매가 모든 인지 능력이 사라지는 병이라고 오해하는 사람들도 많은 것 같다. 치매가 진행되어 중증 상태가 되면 대부분의 인지 능력이 사라지지만 많은 경우, 인지 기능 중 일부만이 저하한 상태가 오래 지속된다. 예를 들면 단기 기억만이 결핍되는 상태다.

인간은 태어나서 성인이 될 때까지 인지 기능이 발달하며 피크에 도달한다. 모든 능력이 피크에 도달한 후, 그때부터 일부 능력이 떨어지는 것이 치매다.

피크가 지나면 나이를 먹어가면서 어느 정도 인지 기능이 떨어지는 것은 어쩔 수 없는 일인데, 치매는 일부만 급격히 떨어지는 식이다.

한편, 일부 능력이 발육 피크까지 도달하지 않는 것이 발달 장애다. 예를 들면 사회성만 초등학생인 상태로 멈춰, 어른의 사회성에 도달하지 않은 상태다. 발달 장애와 치매의 관련성은 활발하게 논의되고 있다. **하지만 발달 장애도 치매도, 모두 자주 걷는 습관만으로도 개선할 수 있다는 것을 알아두었으면 좋겠다.**

치매는 스트레스와 비만과 관계가 깊다

우리 사회는 매년 스트레스가 쌓이기 쉬운 상황이다. 온갖 분야에서 법과 규정 준수가 중시되어 규칙이 늘어나는 한편, 그것들을 모두 준수해야 하기 때문에 노동자도 경영자도 매우 스트레스가 많은 환경에 처해있다.

일이나 업무로 스트레스를 느꼈을 때, 달콤한 음식을 먹으면서 스트레스를 해소하는 사람들이 적지 않다. 하지만 비만은 당뇨병으로 이어지며 이윽고 치매에 이른다. 견해를 바꿔보면 치매의 원흉이 스트레스인 사람도 많을 것이다. 고령이 되어 치매를 진단받은 시점에는 병이 꽤 진행된 경우가 많으니, 현역 시절부터 스트레스와 마주하는 방법이 무엇보다도 중요하다.

직장 스트레스는 직무 전환과 이직이 아니면 해소할 수 없는 경우도 있으니 그렇게 쉽게 대처할 수 없을 것이다. 하지만 고령기 이후에 인지 기능을 유지하기 위해서는 어떠한 대응을 하는 것이 중요하다.

가정에서도 부부 관계나 부모 자식 사이의 불화로 스트레스가 발생할지도 모른다. 먹는 것으로 가족 내의 스트레스를 해소하는 사람들도 많다.

수시로 걷기는 제일 간편하고 효과적인 기분 전환이 된다. 영화나 콘서트를 보러 가거나, 취미 모임에 나가는 등 어쨌든 매일 '외출'하는 것이다. 외출하면 자연스럽게 어느 정도 거리를 걷게 된다.

코로나 자숙으로 50, 60대에 인지 기능이 저하하는 사람들이 늘어났다

최근에 50, 60대에 치매와 MCI(치매 예비군)로 진단받는 사람들이 늘어나고 있다. 코로나 자숙과 빈번한 백신 접종이 주된 요인이라고 생각된다.

언론의 과잉 보도로 발생한 코로나 사태에서 감염을 극도로 두려워하는 사람들이 많았다.

나는 2020년 말에 자숙의 폐해에 관해 이야기하는 책을 썼다. 그 책에서 '**코로나 무서워 무서워 병**'이라는 말을 썼다. 하지만 5년이 지난 지금도 감염을 무서워하며 거의 외출을 하지 않는 사람들도 있다.

사람이 잘 다니지 않는 넓은 야외에서 마스크를 이중으로 쓰는 사람도 있다.

평소에 걷는 습관이 없는데, 코로나로 한층 더 걷지 않게 되면 사람을 접할 기회가 적어지고 온종일 누구와도 대화하지 않게 되어 치매에 걸리게 된다.

재택근무를 하는 사람은 원격회의 등으로 최소한의 대화를 할 기회가 있다. 하지만 걸을 기회가 눈에 띄게 줄어들어 프레일티(노쇠)가 된 사람들도 적지 않다. 그저 집에 틀어박힌 채 살던 1인 가구는 근육도 인지 기능도 떨어졌다. 이러한 경향은 비교적 젊은 사람들에게서도 볼 수 있다.

정년퇴직 이후에 할 일이 없으면 치매 위험이 커진다

60대에 치매에 걸리는 사람은 많다.

자주 나오는 이야기인데, 60세에서 65세 사이에 정년을 맞이하면 평생 일만 하던 사람이 갑자기 할 일이 없어져 치매에 걸리기도 한다.

하루종일 밖에 나가지 않고 집에서 햇볕도 쬐지 않고 텔레비전이나 스마트폰, 컴퓨터를 보기만 하는 사람은 확실히 인지 기능이 저하된다.

단맛 음식을 먹거나 술을 마시거나 담배를 피우며 외출하지 않는 사람도 마찬가지다. 나도 결코 예외는 아니다. 일이나 용건이 있어 외출하는 날도 꽤 있지만, 집안에서 뒹굴뒹굴하는 시간이 인생에서 처음으로 생겼다. 외출이 귀찮아질 때도 있어, 문득 '이 상황이 계속되면 곤란하겠는걸'이라고 다시 생각할 때도 있다.

70대가 되면 외출할 기회가 더 적어질까?

조금 걱정된다. '나갈 곳이 없다'라고 토로한 70대도 있었다. '더는 무언가에 힘쓸 의욕이 없다'라고 말한 70대도 있었다. 외출 빈도가 줄어들면 치매 위험이 커진다. 그런 사람에게는 산책하는 습관을 추천한다.

치매도 발달 장애도
자주 걷기만 해도 개선된다.
기분 전환이라고 생각하고
일단 밖으로 나가보자.

제4장

걷기와 비만, 미용

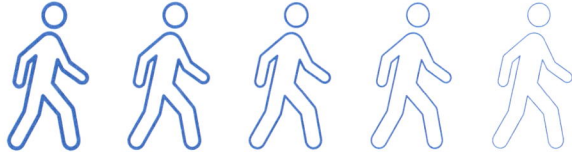

🚶🚶🚶🚶🚶

배가 고플 때 편의점에 가는
식생활을 하면 위험이 증가한다

우리의 식생활은 80년 전과 크게 변화했다.

전쟁 전후의 가난한 시대에 우리는 쌀을 먹지 않고 덩이줄기채소류를 먹었다. 조금씩 풍요로워지면서 쌀도 먹을 수 있게 되었으나 잡곡이 섞인 밥을 먹었다.

그 밥은 혈당의 급상승과 급강하, 즉 혈당 스파이크를 누그러뜨려 주었다.

그 이후, 경제 발전 덕분에 백미를 먹을 수 있게 되었으나 혈당 스파이크를 하루에 3번 반복하게 되었다. 또한 음식의 서양화로 빵과 파스타 등도 먹게 되어 탄수화물 섭취량이 늘어났다.

애초에 어째서 탄수화물의 비율이 높으면 당뇨병과 치매에 걸리는 걸까?

치매란, 앞에서 이야기했듯이 인슐린의 작용이 저하되어 뇌세포에 포도당이 잘 흡수되지 않는 상태다. 이를 뇌세포가 자각하면 뇌가 참을 수 없게 되어 자신도 모르는 사이에 포도당을 섭취해 버리고 만다.

담배의 니코틴 중독과 마찬가지로 뇌세포가 포도당 중독이 된 상태가 치매다.

담배를 피우면 니코틴이 뇌에 도달해 뇌내에 도파민이라는 쾌락 물질이 방출되며 행복을 느낀다. 니코틴은 뇌에 대한 보상이므로 보상계 회로라고 불린다. 일단 뇌 안에 그러한 회로가 생기면, 보상이 없어질 경우 참을 수 없게 돼버린다. 이것이 중독이라고 불리는 이유다.

포도당도 마찬가지다. 포도당으로 보상계 회로가 생겨 포도당 중독이 되는 사람이 있다. 편의점의 보급으로 24시간 언제든지 탄수화물을 구매할 수 있는 환경이 되어, 쉽게 포도당을 보급할 수 있게 되었다. 그 결과, 포도당 중독인 사람들이 늘었다.

당뇨병 환자가 늘어나고, 치매 환자가 늘어나는 하나의 원인이라고 생각할 수 있다.

우리는 비만에 익숙하지 않다

우리나라 사람들 중에도 비만이 늘어났다. 특히 아동 비만은 큰 문제다.

대사증후군 검진 대상자는 40~74세지만, 나는 40세 이하의 비만 문제에 본격적으로 집중하지 않으면 우리의 장래가 위험할 거라고 우려하고 있다. 우리나라의 비만은 식생활의 서구화 때문인데, 지금이야말로 우리의 식사가 재조명할 때다.

우리나라 사람은 양식을 잘 먹게 된 것은 전후의 일이며, 우리나라 사람의 장내 환경 등의 체내 환경은 고(高)지방식에 아직 익숙하지 않다.

우리나라 사람은 유전적으로 인슐린을 내보내는 췌장의 베타 세포 기능이 약한 민족이므로 경도 비만이라도 쉽게 인슐린 분비가 저하되어 당뇨병에 걸린다. 즉, 현대 사람은 '당뇨병성 치매'에 걸리기 쉽다고 바꿔 말할 수 있다.

최근에 국내에서도 경제 격차가 확대되어 가난 때문에 단백질이 많은 식품을 잘 구매하지 않는 현상이 일어나고 있다. 물가가 높아져 생선과 고기가 비싸기 때문에 아무래도 탄수화물의 비율이 늘어나고 있는 것이다.

이러면 결과적으로 생선이나 고기보다 비교적 저렴한 쌀밥과 면류의 비율이 늘어나게 된다. **탄수화물은 포도당으로 분해되어 혈당치를 상승시키고 췌장의 베타 세포를 피폐하게 만들어 인슐린 분비가 저하된다.** 즉, 탄수화물 과다 → 비만 → 당뇨병 → 치매라는 흐름이 강해질 우려가 있다.

한편, 에너지 소비의 관점에서는 걷기 부족 → 당(糖) 소비 부족 → 비만이라는 흐름도 늘어나고 있다.

포도당 중독으로 치매에 걸린다.
탄수화물의 비율을 줄이고
걷기로 치매를 예방하자.

햇볕을 쬐지 않으면 미용에도 역효과다

피부과나 미용 의료 분야에서는 햇볕을 쬐면 자외선 때문에 얼굴에 기미가 생기거나 피부암에 걸릴 위험이 있으니 햇볕에 닿는 걸 피해야 한다고 한다.

어느 정도는 사실이지만, 나는 일광욕으로 피부암에 걸린 사람을 진료해본 적이 없다. 일광욕으로 피부암에 걸리는 것은 주로 백인의 이야기다.

애초에 자외선은 비타민 D를 활성화하는 데 꼭 필요하다. 비타민 D는 장관(腸管)에서 칼슘을 흡수할 때 필요하며 부족하면 골다공증에 걸린다.

일반 사단법인 백신문제연구회의 고다마 신이치로 의사 연구진의 임상 연구에 따르면 코로나 백신 후유증 환자들은 혈중 비타민 D 농도가 저하되어 있으며, 비타민 D를 보충하자 여러 증상이 개선되었다고 한다. 그러니, 고도의 만성피로증후군인 사람들을 제외하면 적당히 야외를 걷고 자외선을 쬐어야 백신 후유증이 개선된다는 것이다.

햇볕은 뇌내의 '행복 호르몬'인 세로토닌의 분비를 증가시킨다. 걷는 습관이 있어 적당히 걷는 사람은 '세로토닌 얼굴'이 되어간다. 기미와 주름이 다소 있긴 하지만 '세로토닌 얼굴'이 더 활기가 있으며 인상도 젊다.

여성의 경우, 나이 든 얼굴을 화장으로 커버하는 사람들도 많은데, 얼굴은 화장으로 커버할 수 있어도 목주름까지는 숨길 수 없다.

걷지 않는 사람은 목에 노화가 나타난다. 나는 환자를 진료할 때 목을 보면 어느 정도 걷는 사람인지를 대체로 알 수 있었다. 남성이든 여성이든 걷지 않는 사람은 목에 주름이 많으며 노화가 진행되고 있다. 걷기 운동을 할 때는 머리를 제대로 지탱해야 하니 잘 걷지 않는 여자들은 머리의 피부나 경추부터 노화하기 시작한다.

'미용을 위해 가급적 밖에 나가지 말아야 한다'라고 믿는 사람들은 '미용을 위해 가급적 밖에 나가 걷자'로 사고방식을 바꿔야 한다. 물론, 자외선이 강한 계절에는 적당한 자외선 방지를 해야 한다.

햇볕에 익숙하지 않으면 눈부시다고 느낀다

'밖에 나가면 눈이 부시다'라는 이유로 바깥을 싫어하는 사람도 있다. 안과 의사는 자외선으로 발생하는 각막 장애와 백내장 예방을 위해 선글라스를 권장하고 있는데, 빛을 쬐지 않는 습관 때문에 쉽게 '눈부시다'라고 느끼는 사람들도 있다.

눈이라는 감각기관은 어느 정도 빛에 익숙해질 필요가 있다고 생각한다.

햇볕을 적당히 쬐는 사람은 눈이 빛에 익숙해져 있다. 날씨가 좋은 날에 농사일을 하는 농가 사람들은 밀짚모자를 쓰는데, 선글라스를 쓰는 사람은 본 적이 없다. 그들은 '햇살이 눈부시다'라고 생각한 적이 별로 없지 않을까.

바깥이 '눈부시다'라고 느끼는 사람은 자외선이 강한 대낮을 피하도록 하자. 아침과 저녁이라면 분명 그 정도로 눈부시진 않을 것이다.

계절에 따라 걷는 시간대를 바꿔보자.

80대 여성 도우미들이 착실하게 일하고 있는 간호 시설을 알고 있다. 주 1~2회의 야근까지 해내는 80대 도우미도 있다. 70대 입소자보다 훨씬 건강한 80대 도우미의 얼굴은 조금 햇볕에 탄 '세로토닌 얼굴'이다. 햇볕에 탄 이유를 물어보니, 집에 작은 텃밭을 가꾸고 있다고 했다. 골프장에서 볼 수 있는 건강한 90대 남성들도 조금 탄 '세로토닌 얼굴'인 사람들뿐이었다.

80대, 90대 이후까지 건강을 유지하는 사람의 생활 습관을 꼭 참고해 보았으면 좋겠다.

햇볕을 쐬지 않으면
미용에도 역효과다.
햇볕을 쐬면서 걷고
비타민 D를 활성화시키자.

제5장

걸으면 자연 면역이 높아진다

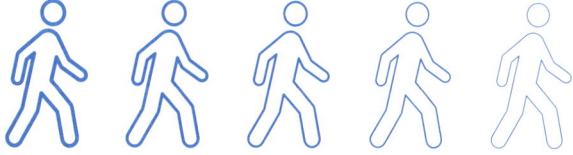

'획득 면역'과 '자연 면역'

2021년 봄에 신형 코로나 mRNA 백신이 등장했다. 감염을 예방할 수 있다고 믿고 80% 이상의 사람들이 1회 이상 접종했다. 그리고 현재진행형이지만, 일본인은 누계 4억회 이상 백신을 접종했다고 한다.

국가는 차례차례 mRNA 타입의 백신을 준비하고 있다. 신형 코로나 백신뿐만 아니라 인플루엔자 백신, 대상포진 백신, 폐렴구균 백신 등 기존의 백신이 계속해서 mRNA 백신으로 치환되어 간다. 텔레비전에서는 백신의 선전 문구뿐이다. 그야말로 백신이 밀어닥치고 있다. 전염되면 중증화되기 쉬운 고령자와 기저질환이 있는 사람들뿐만 아니라 아기도 다양한 백신을 맞고 있다.

면역력이라는 말을 들으면 백신을 떠올리는 사람이 많은 것 같다. 하지만 우리는 태어나면서 갖고 있는 면역을 잊어서는 안 된다. 이 면역을 '자연 면역'이라고 부른다. 원래 면역에는 '획득 면역'과 '자연 면역'이 있다. 이 두 개의 힘과 관계 비율을 단순 비교할 수는 없지만, 서로 협조하여 외래 미생물 등에 대응하고 있다. 필자는 개인적으로 '자연 면역이 90% 이상'이라고 생각한다.

한편, '획득 면역'이란 무엇일까. 바이러스나 세균이 침입하면 이물질에 대항하기 위해 체내에 '림프구(백혈구의 일종)'와 '항체'가 만들어진다. 이들이 협조하여 미생물을 격퇴해 나간다.

한번 몸안에 들어온 병원체를 면역 시스템은 기억하고 있으며, 그 병원체가 다시 들어왔을 때 '앗, 그 녀석이 또 왔군' 하고 감지하여 미리 만들어둔 항체 등으로 격퇴한다.

획득 면역에는 이처럼 자연으로 만들어진 면역뿐만 아니라 백신을 통해 인공적으로 만들어진 면역도 있다. 감염을 통한 획득 면역도, 백신을 통한 획득 면역도 그 병원체에 특화된 면역 시스템이다.

자연 면역은 병원체의 종류와 관계없이 이물질이라고 여겨지는 물질에 대해 발동하는 면역 시스템이다.

알기 쉽게 말하자면, 태어나면서부터 갖고 있는 자연 치유력인 것이다.

아주 드물게 자연 면역을 갖지 않은 채로 태어나는 아기가 있다. 슬픈 일이지만, 이 아기는 전염병에 걸린 시점에 죽고 만다. 우리가 지금까지 살 수 있었던 것은 자연 면역이라는 방어 시스템을 갖고 있었기 때문이라고 할 수 있다.

자연 면역을 어느 정도 가졌는지는 개인마다 꽤 차이가 있다. 예를 들면, 상한 음식을 먹었을 때 아무렇지도 않은 사람이 있는가 하면, 심한 식중독 증상을 보이는 사람이 있는 등 다양하다. '장관 면역'이라는 자연 면역에는 꽤 개인차가 있어, 식중독에 걸리는 사람과 걸리지 않는 사람이 있는 것이다.

감기에 걸린 사람이 옆에 있을 때, 감기에 잘 옮는 사람이 있는 것과 잘 옮지 않는 사람이 있는 것도 자연 면역의 차이로 설명할 수 있다.

코로나도 마찬가지다. 바이러스에 노출되거나 감염되어도 증상이 나타나지 않는 사람이 있다. 그런 사람들은 주로 자연 면역으로 대처하는 사람들이다.

자연 면역과 획득 면역

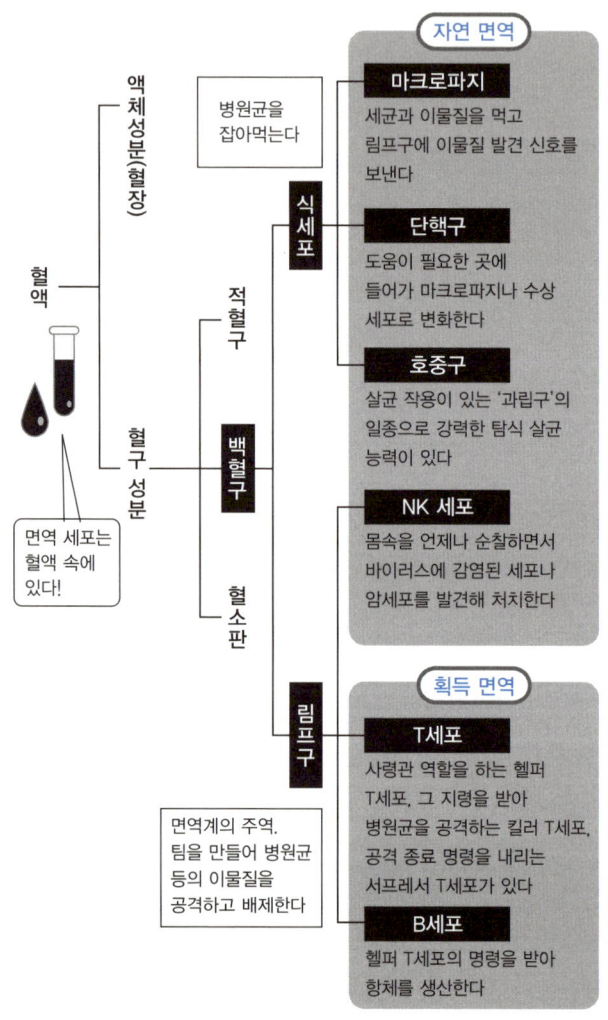

바깥을 걸으면 자연 면역이 높아진다

지금부터 110페이지까지, 약간 마니아 같은 이야기가 될 수 있으니 넘겨 읽어도 괜찮다. 어디까지나 개인적인 가설일 뿐인 이야기다.

필자는 한창 코로나가 유행일 때 임상의 최전선에 선 의사로서 자연 면역과 획득 면역이 협조하는 **'면역 단련(免疫鍛鍊)'**이라고 부르는 개념을 떠올렸다.

병원성이 낮은 소량의 바이러스를 종종 접하면서(이를 감작(感作)한다고 말한다) 면역 시스템을 조금만 작동시키고 조금 기억도 시켜 '전체 면역력을 단련해 둔다'는 발상이었다.

예를 들면, 매년 1~2번 감기에 걸리는 사람들이 많다. 반대로 생각해 보면, 한 번 감기에 걸리면 한동안은 감기에 걸리지 않는다. 이런 현상을 어떻게 받아들이면 좋을까? 획득 면역이 약한 것이라고도, 또는 자연 면역이 약한 것이라고도 할 수 있을 것 같다. 하지만 적당한 면역력이 있어서 폐렴 같은 중증화를 모면했다는 해석도 할 수 있을 것이다.

만약 감기 바이러스를 접할 일이 전혀 없는 상태로 몇 년이나 살다 보면, 감기 바이러스가 침입했을 때 면역 시스템이 충분히 작동되지 않아 중증화될 가능성이 있다. 하지만 평소에 적당한 빈도로 면역 단련을 해두면(즉, 종종 감기에 걸리는 것) 바이러스에 노출되어도 감염되지 않거나 감염되어도 중증화를 예방할 가능성이 있지 않을까. 비유하자면 소방 훈련과 같은 것이다.

꽃가루 알레르기의 치료법으로 감감작(減感作) 요법이 알려져 있다. 이는 약 40년 전부터 알려진 요법인데, 예를 들면 삼나무 꽃가루 엑기스를 많이 희석한 액체를 주 1회나 월 1회 정도 주사하는 것이다. 또는 설하면역(舌下免疫) 요법으로 희석한 엑기스를 혀 밑에 두거나 과도한 반응(알레르기 반응)이 나타나지 않도록 반년에서 1년에 걸쳐 익숙해지게 하는 것이다. 이것도 저농도 엑기스를 사용해 면역을 단련하는 방법이다.

동네에 개업한 의사나 그 병원에서 일하는 간호사는 인플루엔자가 한창 유행일 때는 매일 몇십 명이나 되는 인플루엔자 감염자들의 기침과 가래에 직접 노출되고 있다. 하지만 베테랑 팀은 전염되지 않는다. 가끔 전염되었나 싶다가도 일찍 자는 등의 자기 관리를 하면 다음 날 아침에는 다 나아, 일을 쉬지 않는다. 물론 백신 같은 것은 한 번도 맞지 않는다. 왜 그럴까? 그 이유는, 일 때문에 평소에 자연스럽게 면역이 단련되어 있기 때문이 아닐까?

약한 독에 몸을 종종 노출시켜 면역 시스템에 '이런 녀석도 있어', '과도한 반응을 할 필요는 없어'라고 가르쳐주는 것도 중요하다고 언제나 생각하고 있다.

코로나 유행으로 긴급 사태 선언이 내려졌지만, 그다지 신경 쓰지 않고 매일 외출하고 전철이나 버스에서 낮은 농도의 바이러스에 조금씩 노출된 사람들의 면역 시스템이 더 강화되었을지도 모른다. 이는 어디까지나 약독성(弱毒性) 바이러스에 관한 가설이지만 말이다.

이와 같은 '면역 단련'에 '걷기를 통한 자연 면역력의 강화'가 더해지면 약독성 바이러스를 무서워할 필요는 없다고 생각한다.

밖에 나가 걸으면서
'자연 면역'도 '면역 단련'도
강화하자.

사람은 바이러스 덩어리다

인간은 약 37조 개의 세포로 이루어져 있다. 그러나 인체에는 세포보다 많은 세균과 바이러스가 내재되어 있다.

대장균 등의 장내 세균뿐만 아니라 피부 표면에도 황색포도상구균 등 많은 세균이 언제나 존재하고 있다. 게다가 세균보다 많은 바이러스가 인간의 몸에 언제나 존재한다. 인간 자체가 세균과 바이러스 덩어리라고도 할 수 있다. **바이러스를 두려워하는 사람들이 많은데, 애초에 자기 자신이 바이러스 덩어리인 것이다.** 모두 이런 사실을 잊어서는 안 된다.

바이러스가 두려워서 슈퍼에 가지 않는다, 즉, 바깥에서 걷지 않는다는 사람들이 많다. 하지만 다른 쇼핑객이나 보행자와 스치면서 서로에게 있는 소량의 바이러스를 접해야 면역 단련이 되며, 전염되었을 때의 중증화를 막아줄지도 모른다.

약독성의 소량의 바이러스에 노출되면 유도되는 IgG 항체는 만약 있어도 얼마 되지 않으며, 저항력이 크게 올라가지는 않을 것이다.

오히려 '이러한 바이러스가 왔어'라고 림프구가 기억하는 편이 중요하다고 생각한다.

코로나 대책으로 부직포 마스크가 권장되었다. 마스크는 다른 사람에게 비말이 전파되지 않기 위한 매너로써 필요할 때가 있지만, 마스크로 바이러스의 침입을 막는 효과는 기대할 수 없다. 코로나바이러스의 크기는 부직포 마스크 구멍의 100분의 1 정도이니, 마스크 구멍을 거뜬히 통과할 수 있기 때문이다.

하지만 현재도, 주위에 사람들이 없는 바깥에서 마스크를 쓰는 사람을 볼 수 있다. 걸을 때 산소가 부족할까 봐 걱정스럽다. 더욱이 야외에서 걸을 때는 마스크를 벗고 산소를 듬뿍 마셔야 한다. 야외에서도 상황에 따라 다르지만, 가급적 마스크를 쓰지 않는 편이 체력과 면역 시스템 유지에 유리하다. **'면역 단련'**이라는 개념을 말할 때 이야기했듯이 독성이 낮은 바이러스라면 때때로 조금씩 흡수하는 편이 좋으며,

바깥에 나가는 편이 정신적인 스트레스 완화의 관점에서도 좋을 것이다.

외출 빈도가 낮은 사람에게는 면역을 단련할 기회가 없다. 밖을 걸으면 몇 사람과 스쳐 지나가면서 극히 소량의 다양한 약독(弱毒) 바이러스를 접할 기회가 늘어날지도 모른다. 그러면서 면역 단련이 된다고 생각해 주었으면 좋겠다. 버스나 전철을 타는 것도 인파 사이를 걷는 것도 마찬가지다.

또한 걸으면 폐렴을 막을 수 있다. 면역 단련으로 면역이 상승하는 것은 물론이고, 걸으면 호흡근과 심폐기능도 단련된다.

심폐기능이 강해지면 가래를 잘 뱉을 수 있게 되어 폐렴에 잘 걸리지 않게 된다.

백신보다 자연 면역

신형 코로나바이러스는 델타, 오미크론, KP.3 등 서서히

변이가 나타나고 있다. 그때마다 변이 바이러스에 사전에 대응하기 위한 백신이 준비되었다. 그러나 바이러스는 원래 변이한다. 특히 RNA 바이러스는 변이하기 쉽다. 이에 대해 몇 번이나 백신을 접종하는 게 이상하다고 느낀 적이 없는가?

신형 코로나 백신을 8번이나 접종하고 있는 국가는 지구상에 일본뿐이다. 80% 이상의 국민이 1회 이상 접종하였으며, 총 4억 회나 접종한 일본의 접종률은 세계에서도 독보적이다.

일본은 백신 실험장이 되고 있다.

코로나 사태 이후, 내가 약 10권의 책에서 자세히 설명했듯이 신형 코로나 백신에는 감염 예방 효과도 없을뿐더러 중증화 예방 효과도 없다. **한편, 국가가 인정한 백신 접종 후 사망자는 900명 이상으로, 후유증 환자는 수천 명에 달한다. 이 숫자는 빙산의 일각일 뿐, 실태는 그 몇십 배로 추정된다.**

또한 접종하면 접종할수록 IgG 항체라고 불리는 악옥항체(惡玉抗體, 바이러스 감염을 촉진해 병을 악화시키는 항체-역주)가 생성되어 여러 가지 자가 면역 질환이 발생하는 사람이 있다. 그러면 면역력이 확실히 저하되어 전염에 약해진다. 대상포진(헤르페스) 등의 내재성 바이러스가 얼굴에 나타나기도 한다. 또한 크로이츠펠트-야콥병이나 피크병에 걸리는 사람도 있다.

국가 전체적으로 백신을 권장해 왔으나 사상 최대의 약으로 인한 피해로 국가 배상 소송이 시작되고 있다. 신형 코로나 백신은 그야말로 '백해무익'이라고 할 수밖에 없다.

최근에 신형 코로나바이러스뿐만 아니라 인플루엔자 등 다양한 전염병 백신이 mRNA 타입으로 바뀌고 있다. 압도적으로 간단하고 저렴하게 만들 수 있기 때문이다.

게다가, 여러 가지 신흥 전염병에 대한 mRNA 백신이 준비되고 있다.

필자는 자연 면역을 강화하는 일이 무엇보다도 중요하다고 생각한다. 앞으로 이 책을 읽는 사람들에게는 백신이라고 칭하는 것을 맞지 말라고 강하게 권하고 싶다. **치매를 예방하고 싶다면, 고령자는 앞으로 백신이라고 칭하는 것을 맞지 말아야 한다.**

코로나 백신은 백해무익하다.
치매를 예방하려면 백신을 맞지 말아야 한다.

비타민 D를 활성화하기 위해서라도 햇볕을 쬐자

월간 '문예춘추'의 2024년 4월호에 백신문제연구회의 대표이사이자 교토대학교 명예교수인 후쿠시마 마사노리 선생의 코로나 백신 후유증에 대한 논고가 게재되었다. 또한 같은 연구회의 이사이자 고다마병원의 이사장인 고다마 신이치로 선생은 백신 후유증에 걸린 사람은 혈중 비타민 D가 저하되며 비타민 D를 보급하면 증상이 좋아진다는 데이터를 발표하였다.

비타민 D에는 불활성형과 활성형이 있으며, 활성형이 된 이후에야 효과를 발휘한다. 식사나 영양제로 섭취한 비타민 D는 불활성형이며, 이를 체내에서 활성형으로 바꾸어 기능한다.

비타민 D는 햇볕에 있는 자외선의 힘을 통해 피부 속에서 콜레스테롤을 원료로 삼아 생성된다. **햇볕을 쬐는 일은 비타민 D 작용에 중요한 일이다.**

아무리 고기나 채소로 비타민 D를 섭취해도 실내에 갇혀 자외선을 쐬지 않으면 비타민 D는 기능을 발휘할 수 없다. 코로나 후유증이나 백신 후유증으로 고민하는 사람이야말로 햇볕을 쐬면서 천천히라도 좋으니 수시로 밖을 걷는 것이 중요하다.

애초에 햇볕은 인간의 중요한 에너지원이다. 햇볕은 태양으로 전달되는 빛의 입자다. 파장이 긴 빛은 적외선인데, 적외선 난로처럼 빛을 쐰 대상을 따뜻하게 하는 효과가 있다.

절대 영도(零度) 이상에서는 생명체뿐만 아니라 모든 물질이 온도에 따라 적외선을 뿜어낸다. 코로나 사태에 음식점이나 백화점, 공항에 열화상 기기 서모그래피(Thermography)가 설치되었는데, 이것은 적외선을 감지해 체온을 추정하는 기계다.

적외선은 에너지의 한 종류다. 인간은 음식과 산소로 에너지를 얻는데, 햇볕을 쐬어 에너지를 충전한다.

이시하라 유미 선생은 《몸을 따뜻하게 하면 병은 반드시 낫는다》라는 책을 출간했는데, 몸을 따뜻하게 하는 것은 어떤 사람에게든 중요한 일이다. 당연히 무더위는 피해야겠지만, 햇볕을 쐬는 것은 인간이 에너지를 충전하는 데 무척 중요한 일이다.

걷기로 암이 개선됐다!

최근에 늘어나고 있는 암이 있다. 유방암, 췌장암 그리고 백혈병과 악성 림프종 등의 혈액암이다. 이들로 죽는 사람들이 늘어나고 있는데, 사망 통계에 기반한 내용이나 사실이다. 애초에 암은 유전자에 상처가 생겨 발병하는 병인데, 면역과 깊은 관련이 있다.

인간의 체내에서는 세포 분열이 반복되고 있다. DNA는 복사될 때마다 일정한 확률로 실수가 발생한다. 그 실수를 수습하는 시스템도 갖춰져 있는데, 실수가 몇 번 반복되면 세포 레벨에서 암이 발생한다. 암세포는 비자기(非自己)라는 깃발을 내걸고 있으므로 체내 면역 시스템에서는 이물질로 간주한다. 그리고 이를 배제하기 위해 면역 시스템이 작동한다.

구체적으로는 먼저 매크로파지(Macrophage)나 NK세포 같은 면역 세포가 이물질을 공격한다. 원래 인간은 이러한 감시 시스템을 갖고 있다. 마치 두더지 잡기처럼 면역의 힘으로 '암의 싹'을 없애버리는 것이다. 이는 '암 면역'이라고 불린다.

하지만, 이러한 면역 시스템이 저하되어 있으면 암세포의 증식을 허용하게 되며, 마침내 밀리미터 단위의 덩어리로까지 자라나면 의료 기기로 검출할 수 있다. 즉, 면역 기능의 저하 내지는 파탄으로 암이 커져 가시화되는 것이다.

따라서 암 면역 기구를 기능시키기 위해서는 면역력, 특히 암세포에 대한 자연 면역이 중요하다고 할 수 있다. 자연 면역을 높이려면 바깥을 걸어야 한다. 이는 누구라도 주변에서 할 수 있는 일이다. 걷기에는 자연 면역을 높이는 효과가 있다.

저자는 진료를 하면서 4기 암 환자가 항암제 치료를 멈춘 뒤에 적극적인 걷기와 자원봉사 활동으로 병이 눈에 띄게 좋아져 예상보다 더 장수한 케이스를 두 명이나 본 적이 있다. 한 명은 4기 폐암 환자였는데, 걷기로 종양 표지자(종양에 대한 인체 반응으로 생성된 물질에 대한 검사-역주)가 10분의 1 이하로 낮아졌다. 그는 어느 시점부터 매일 바깥을 걷고 채소를 기르고 햇볕을 쐬는 생활로 바꾸었다. 마지막에는 집에서 간병을 받긴 했지만, 의사가 말한 여명(餘命)의 3배 정도의 기간을 건강하게 지냈다.

또 한 명은 4기 췌장암 환자였다. 처음부터 항암제를 거부하고 자원봉사 활동과 세계 여행을 떠나, 새까맣게 탄 얼굴로 여행을 했다.

자연 면역을 높이면 암이 위축되거나 일시적이지만 공존할 수 있다는 것을 배우게 된 케이스였다.

**4기 암이라도
햇볕을 쐬고 걸으면
개선되는 사람도 있다.**

제6장

걷기는 뇌와 관련이 있다

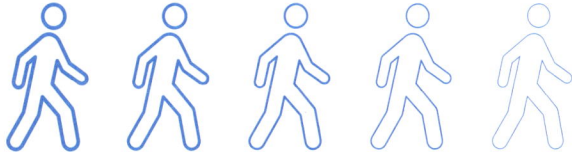

근육은 뇌에 메시지를 보내고 있다

걷기와 뇌가 깊이 관련되어 있다는 사실은 그다지 잘 알려지지 않았다.

일반적으로는 걷기와 뇌는 각각 취급되고 있다. 의료 분야에서도 뇌는 뇌외과, 신경내과, 정신내과로 세분되며, 걷기를 운동으로 취급한다면 정형외과가 담당하는 식으로 어쨌든 세세하게 분류되어 있다. 걷기와 뇌 기능을 둘 다 한 번에 진단해주는 진료과는 없다.

먼저, 걷기와 뇌의 관계를 알아보자. 뇌가 근육에 명령을 내리면 걸을 수 있다는 일방적인 관계만 있는 것이 아니다. **걸으면 근육에서 뇌나 신장 등에 마오카인이라고 불리는 '메시지 물질'을 전송한다.** 뇌가 근육에 메시지를 받는 쌍방향 관계인 것이다.

메시지 물질이란, 세포에서 분비되는 사이토카인이라고 불리는 호르몬과 같은 물질이다. 옛날에 〈NHK 스페셜〉에서 운동에 관해 다루었을 때, '메시지 물질'이라는 말이 쓰였다. 아마도 NHK가 만든 조어라고 생각하는데, 사이토카인이라는 말로는 시청자들에게 전달하기 어려워 알기 쉽게 메시지 물질이라고 바꿔 말한 거 같다. 메시지 물질은 말 그대로, 세포와 조직, 장기가 발신하는 다양한 메시지를 전달하는 물질이다.

걷기로 근육에 부하가 걸리면 근육에서 메시지 물질을 내보내 혈류에 싣고 뇌에 전달한다. 뇌와 근육이 왕성하게 대화하는 것이다. 만약 뇌를 부모, 근육을 자신으로 비유한다면 부모가 자식에게 '이렇게 움직여 줘'라고 명령을 내린다. 자식은 그 말대로 움직이는데, 자식으로서도 부모에게 '부모님도 힘내주세요'라고 응원의 메시지 같은 것을 보낸다. 그러면 부모는 '좋아, 조금 더 힘내볼게'라는 식으로 한층 더 힘내는 식이다.

요점은 **적절한 걷기로 뇌와 근육이 서로를 격려하는 관계성이 구축된다는 것이다.**

장기와 장기 사이의 대화를 '장기 상관(臟器相關)'이라고 부르는데, 근육과 뇌, 뼈와 뇌도 대화를 하며 이로써 생체가 양호하게 유지된다.

걷는 습관으로 시력이 향상된다

'문무양도(文武兩道)'라는 말이 있는데, 운동을 하면 지력도 단련되는 효과가 있다.

중고등학생들의 경우, 학원에 다니는 것만으로는 머리가 좋아지지 않으며, 운동을 하는 것이 중요하다는 말이 예부터 있었다. 열심히 골프를 치거나 춤을 추는 고령자들에게도 해당하는 얘기다.

옛날에 두뇌 트레이닝 학습법이 한 시대를 풍미했다. 하지만 안타깝게도 지금 전문가들은 두뇌 트레이닝 학습법을 사용해도 그다지 효과를 기대할 수 없다고 일치된 견해를 보이고 있다.

두뇌 트레이닝 학습법은 자신의 뇌 기능 쇠퇴를 체크하는 도구라고 생각하길 바란다.

예를 들면, '이 그림과 이 그림은 어떤 차이가 있습니까'라는 틀린 그림 찾기가 있다고 하자. 이것을 아이와 함께해보면 자신의 뇌 상태를 잘 알 수 있다. 아이는 바로 틀린 점을 찾을 수 있지만, 어른은 꽤 시간이 걸린다. 시간이 지나도 차이점을 찾을 수 없다면, '뇌 인지 기능이 꽤 떨어져 있구나'라고 깨달을 수 있다.

두뇌 트레이닝 학습법에 투자한 시간의 절반이라도 좋으니, 걷기에 할애해 보았으면 좋겠다.

신경 세포는 늘릴 수 있다는 것이 밝혀졌다

'신경 세포는 특수한 세포이다. 한번 사멸하면 재생되지 않는다'라는 것이 옛날의 상식이었다. 필자도 그렇게 교육받았다. 하지만, 최근에 신경 세포가 재생된다는 것이 밝혀져 상식이 180도 바뀌었다.

BDNF(Brain-Derived Neurotrophic Factor: 뇌 유래 신경 영양인자)가 발견되어 그 작용으로 뇌의 세포 재생이 촉진된다는 것이 밝혀졌는데, 운동 요법으로 BDNF가 나와 재생을 촉진한다는 것이다.

지금까지 뇌 신경 세포를 재생시키기 위해 다양한 시도가 이뤄져 왔다.

노벨생리학과 의학상을 받은 야마나카 신야 선생이 개발한 iPS 세포를 뇌에 직접 주입하는 시도도 이뤄지고 있는 듯한데, 치료법으로 아직 확립되지 않았다. 하지만 자주 운동하기만 해도 뇌의 신경 세포는 재생된다. 돈도 시간도 수고도 많이 필요하지 않는다.

걸으면 뇌의 신경 세포가 재생된다.
두뇌 트레이닝을 할 시간이 있다면 걷자!

해마의 크기와 인지 기능은
그다지 관계가 없다

해마(海馬)는 바다에 사는 해마와 같은 모양을 한 뇌의 일부다. **해마의 역할은 '단기 기억의 임시 보관소'라고 생각하길 바란다.**

예를 들면, 점심을 먹으면 '점심에 이걸 먹었다'라는 기억이 일단 해마에 새겨진다. 그날 밤, 자는 동안 해마에서 대뇌 피질로 그 기억이 전송되며 그곳에 고정된다. 개인 컴퓨터에 일단 보존해 둔 데이터가 퇴사 후에 회사 호스트 컴퓨터로 전송되는 식이다. 대뇌 피질에 고정된 기억은 장기간 반영구적으로 유지된다.

중증 치매 환자라도 어렸을 때 기억을 선명히 기억하는 이유가 바로 이것이다. 단기냐 장기냐에 따라 기억 보관소가 완전히 다르다. 유소년기는 선명하게 기억해도 '오늘 점심에 뭘 먹었더라'하고 단기 기억을 하지 못하는 것이 치매다. 이는 해마라는 기억 보관소의 세포 수가 줄어들고 있기 때문이다. 옛날 기억만 남아 있으며 단기 기억을 할 수 없는 경우를 많은 사람이 신기하게 생각하는데, 바로 이런 이유에서다.

MRI 화상으로 해마의 면적을 측정하는 소프트웨어가 있다. 뇌를 세밀하게 슬라이스한 MRI 화상 면적을 자동 계산하는 VSRAD(Voxel-based Specific Regional Analysis System for Atrophy Detection: 조기 알츠하이머형 치매 진단 지원 시스템)이다.

VSRAD를 사용하면 해마의 위축 정도를 쉽게 알 수 있는데, 해마의 위축만으로 치매라는 낙인이 찍히는 경우도 있다. 하지만 인간의 인지 기능은 뇌와 해마의 위축된 면적만으로 평가해서는 안 된다. 만약 면적만으로 기능이 정해진다면 모자 사이즈가 큰 사람일수록 머리가 좋다는 이야기가 된다. S사이즈보다 L사이즈 모자를 쓰는 사람이 머리가 좋은 것은 아니다. 뇌와 해마의 크기와 뇌의 기능이 어느 정도 관련이 있는 경우도 있지만, 그렇지 않은 사람도 얼마든지 있다.

화상에서의 크기와 기능은 기본적으로 별도로 생각해야 한다.

필자는 여러 치매 환자의 뇌와 해마 CT 화상을 봐왔는데, 해마가 크지만 치매에 걸린 사람도 있었다.

반대로, 해마는 무척 작은데 인지 장애가 전혀 없는 사람도 있었다.

해마가 위축돼도 인지 기능은 개선할 수 있다

단기 기억은 해마의 위축이라기보다는 해마 기능의 문제이다

앞에서 설명했듯이, 치매인 사람은 뇌의 일부 기능이 저하되어 있을 뿐이며, 할 수 있는 일이 많다. 76페이지에서 소개한 조발성 치매인 단노 씨는 두 가지 일을 할 수 없을 뿐이었다.

'어제 무엇을 했는지'와 같은 단기 기억과 이동 중에 방향을 알 수 없어 역에서 갈아탈 수 없었다. 주위 사람과 원활

한 커뮤니케이션은 가능했으며, 유머가 가득한 강연도 할 수 있었고, 책도 쓸 수 있었다.

생활 전반이 불가능해지는 것은 치매의 종말기 상태다. 거기에 이르지 않는다면 대화도 할 수 있으며, 책도 읽을 수 있고 연구도 하고 일도 할 수 있다.

감정도 안정적이었다.

중증 치매라고 해도, 해마가 꽤 위축되어 있다고 해도, 인간으로서의 많은 기능이 유지되고 있으니 의사가 엄포를 놓아도 비관할 필요는 없다. 또한 뇌의 신경 세포가 재생되는 것도 밝혀졌으니, **수시로 걷기라는 운동 요법으로 인지 기능을 개선할 수 있다.**

인지 기능의 개선을 위해서는 첫 번째도 두 번째도 운동인 것이다.

다만 중년들은 러닝 같은 과도한 운동으로 무릎이나 근육 등의 운동기관에 대미지를 주는 경우가 있으니 걷기를 무척 추천한다.

치매나 MCI(치매 예비군)로 여겨지는 사람도 매일 걷기

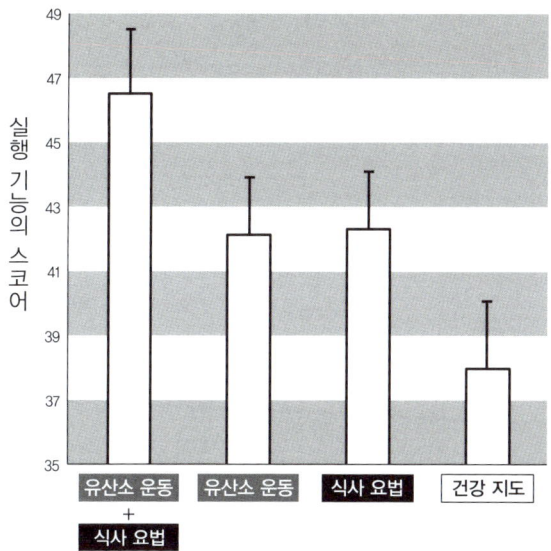

※ 유산소 운동은 주 3회, 10분간 워밍업 후 35분 동안 걷기 또는 사이클링을 했다

Blumenthal JA, et al. Lifestyle and neurocognition in older adults with cognitive impairments. Neurology 2019 Jan 15;92(3):e212-e223. doi: 10.1212/WNL.0000000000006784.Epub 2018 Dec 19.PMID:30568005.을 바탕으로 작성
출처: 오오타니 요시오 지음 《1일 1만 보, 제대로 걸어라》

만 하면 인지 기능이 회복된다.

다음과 같은 연구 결과도 있다.

미국 듀크대학의 연구팀은 평균 65세인 치매 예비군 160명에게 6개월간 각각 운동과 식사 요법을 시행하고 그 결과를 비교했다.

그러자, 유산소 운동을 진행한 그룹에서는 실행 기능(순서대로 요리하기, 예산 내에서 쇼핑하기, 매뉴얼대로 기계를 조작하기 등)이 개선되는 것이 보였으며, 특히 유산소 운동과 식사 요법을 조합한 그룹은 이러한 경향이 두드러졌다.[※1]

중증 치매라고 해도,
해마가 꽤 위축되었다고 해도,
할 수 있는 일은 아직 많다.

수면 중에 뇌 속 쓰레기가 청소된다

앞에서 설명했지만, 치매에 걸린 사람은 뇌내에 아밀로이드 베타라는 쓰레기가 쌓여 있다. 하지만 아밀로이드 베타가 쌓이는 이유는 아직 충분히 해명되지 않았다. 쓰레기가 쌓이면 뇌의 세포가 줄어들어 '위축'된다. **뇌세포 내에 쌓인 아밀로이드 베타는 야간 수면 중에 세포 내에서 혈류로 배출된다.** 가정 쓰레기 수집차와 같은 이미지다. 그러니 수면의 질을 유지하는 것이 중요하다. 여기서 말하는 수면의 질이란, 구체적으로는 렘수면과 논렘수면으로 구성되는 수면 리듬을 하룻밤에 4~6번 반복하는 것을 가리킨다.

아밀로이드 베타가 뇌내에 쌓이지 않게 하는 약이나 이미 뇌에 쌓인 아밀로이드 베타의 배출을 촉진하는 약 개발이 시도되고 있으나, 모두 잘 진행되고 있지 않은 듯하다.

거듭 말하지만, 아밀로이드 베타의 배출에 효과적인 것은 수면이다. 컴퓨터도 계속 사용하면 쓰레기가 쌓여 동작이 느려지니, 때때로 청소해줄 필요가 있다. 이와 마찬가지로 뇌내도 청소해야 하는 것이다. 그 청소는 잠자는 동안 자동으로 이뤄진다.

최근 약 40년 동안 아밀로이드 베타를 타깃으로 한 치료 연구가 이뤄져 왔는데, 한계가 있다는 것이 밝혀졌다. 그리고 최근에는 미엘린이라고 불리는 뇌의 신경 껍질을 타깃으로 한 치료 전략이 지름길일지도 모른다고 논의되기 시작했다.

아밀로이드 베타 이외에도 타우단백질이라는 뇌내 쓰레기가 있다는 것이 밝혀졌다. 어느 것이든 쓰레기가 쌓이는 것이 치매의 원인이 되니, 어쨌든 쓰레기가 쌓이지 않게 수면과 걷기를 신경 쓰는 생활 습관이 중요하다.

수면제를 일상적으로 사용하면 치매 위험이 커진다

불면으로 고민하는 환자들에게 '수면제를 주세요'라는 말을 자주 듣는다. 하지만 고령자나 프레일티(노쇠)한 사람이 수면제를 복용하는 것은 여러 가지 위험이 있다.

고령자 중에는 수면제를 먹고 잠든 뒤 밤중에 화장실을 가려고 일어났을 때, 비틀거리다가 넘어지는 사람들이 꽤 있다.

사실 많은 수면제에는 근육을 이완시키는 작용이 있다. 고령자나 프레일티한 사람은 애초에 근력이 부족한 데, 근육이 이완되니 더 넘어지기 쉬운 것이다.

일본에서는 주로 4가지 계통의 수면제가 처방되고 있다. 일본에서 제일 잘 쓰이는 수면제는 벤조디아제핀 계열이다. '할시온'이나 '렌돌민'이 대표적인 상품명인데, 이들은 근이완 작용이 있으니 모쪼록 주의하길 바란다.

수면제는 의존성 문제도 지적되고 있다.

처음에는 '잠이 오지 않을 때 먹자'라고 생각했던 사람이 어느샌가 '수면제를 먹으면 잘 수 있어'라는 감각으로 바뀌고 이윽고 '수면제를 먹지 않으면 잘 수 없어'가 되어 수면제 의존증이 되어 버리는 것이다.

벤조디아제핀 계열의 수면제는 의존증에 걸릴 위험이 있다고 계속 이야기되어 왔다. 하지만 가격이 저렴해 쉽게 처방되고 있다.

벤조디아제핀 계열의 수면제를 일상적으로 사용하면 치매에 걸리기 쉽다는 연구도 있다. 영국에서 진행한 연구에 따르면, 벤조디아제핀 계열의 수면제를 상용한 남성은 상용하지 않은 사람보다 치매 발병 위험이 3.5배나 높았다고 보고되었다.

자연스럽게 잠에 들려면 걷기가 중요하다

수면에는 주기가 있으며 렘수면과 논렘수면 2종류가 반복된다.

렘수면은 눈을 감고 있어도 안구가 빠르게 움직이는 상태다. 몸은 휴식하고 있지만, 뇌는 활발히 활동하고 있다. 꿈을 꾸는 것은 렘수면일 때다. 일반적으로, 렘수면은 '얕은 수면'이라고 부른다. 한편, 논렘수면일 때는 뇌의 활동도 저하한다. 논렘수면은 '깊은 수면'이며, 성장 호르몬이 분비될 때라고 할 수 있다.

렘수면과 논렘수면이 하나의 세트이며, 젊은 사람의 경우한 세트가 총 90분 정도라고 알려져 있다. 이 90분의 주기가 하룻밤에 몇 번이나 반복된다. 잠이 들면 일단 논렘수면이 들어가는데, 처음 찾아오는 논렘수면에서 제일 깊은 수면에 도달한다.

수십 분 후에는 잠이 얕아지며 짧은 렘수면으로 이동한다. 이 한 사이클이 약 90분인 것이다. 이 주기를 하룻밤에 몇 번 반복하는데, 2회차, 3회차 주기의 논렘수면은 1회차 논렘수면보다 얕아진다.

1회차에 제일 깊은 수면에 도달하며 2회차에는 1회차만큼 깊이 잠들지는 않고, 3회차에는 2회차만큼 깊이 잠들지 않는다. 날이 밝아지면 얕은 수면인 렘수면의 시간이 길어져 곧 눈이 떠진다.

이처럼 일정한 수면 리듬을 유지한 수면이 '양질의 수면'이라고 한다. 수면 시간의 길고 짧음이 곧잘 논의되는데, 어디까지나 양보다는 질이다. 수면 시간은 꽤 개인차가 있다. 하지만 6시간 이하나 10시간 이상 등 극단적인 수면 시간은 좋지 않다고 한다.

하지만, 수면제를 먹으면 수면 리듬이 좋지 않다. 즉, 자연스러운 수면과는 꽤 달라진다.

앞에서 설명했듯이 수면제를 일상적으로 먹는 사람은 치매 발병 위험이 커지는 가능성이 시사되고 있다. **치매 위험을 낮추려면 수면제를 사용하지 않는 자연스러운 잠이 중요하다.** 이미 길게 복용하고 있는 사람은 감약(減藥)이나 단약(斷藥)을 생각하는 편이 좋을 것이다. 필자의 졸저,《약을 그만둘 때》에서 자세하게 설명한 바와 같다.

자연스럽게 잠이 들려면 기분 좋은 피로감이 필요하다. 낮 동안에 적당히 걸으면 기분 좋게 피로해지고 수면의 질이 개선되어 치매 위험이 낮아진다.

햇볕을 쬐어 체내 시계를 정돈한다

뇌에는 송과체(松果體, 솔방울샘)라는 부위가 있다. 완두콩 정도 크기의 작은 장기로 수면과 관련이 있다. 송과체는 멜라토닌이라는 수면 호르몬을 만드는 부위다. 치매라고 하면 해마만 주목하기 쉬운데, 치매를 수면 장애라는 시점에서 보면 송과체의 작용도 매우 중요하다.

하루의 리듬 차원에서 활동 시간대인 낮 동안에는 잠이 오지 않고, 밤에는 잠이 오게 하려고 수면 호르몬인 멜라토닌은 주로 밤에 분비된다. 멜라토닌이 밤에 분비되게 하려면 햇볕이 중요하다.

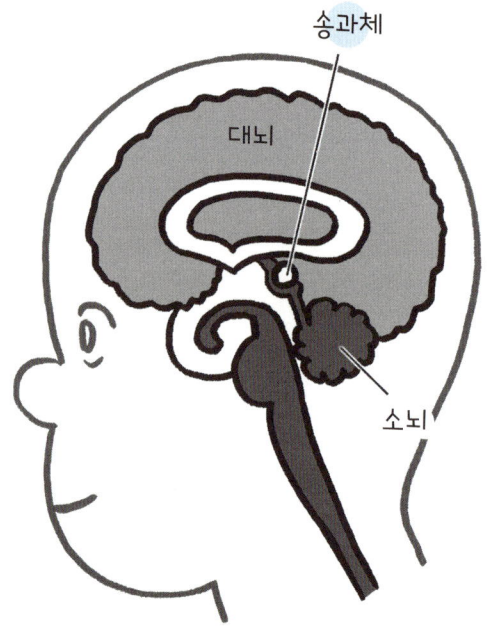

송과체의 위치

인간의 체내 시계는 약 25시간 주기라고 하는데, 자연계의 24시간 주기와는 1시간 어긋나 있다. 매일 1시간씩 시차가 발생하는 것이다. 이를 리셋하는 것이 아침의 첫 햇볕이다. 그러니, 전혀 빛이 들어오지 않는 독방에 갇혀 있으면 매일 1시간씩 어긋나게 되어 2주 뒤에는 밤낮이 뒤바뀌어 버린다.

그러니, **아침에 일어나면 커튼을 열고 햇볕을 쐬는 것이 중요하다.** 이러한 체내 리듬은 시간 의학이라는 분야로 연구가 진행되고 있다.

햇볕을 쐬면 뇌내에서 세로토닌이라는 신경전달물질이 분비된다.

세로토닌에 대해서는 이후에 자세히 설명할 텐데, '행복 호르몬'이라고 불리는 것이다.

알기 쉽게 말해보자면, 햇볕을 쐬면 그만큼 행복한 기분이 된다는 이야기다. 앞에서 설명했듯이 **나는 햇볕을 많이 쐬어 행복한 얼굴을 '세로토닌 얼굴'이라고 부른다.** 세로토닌은 수면 호르몬인 멜라토닌의 재료가 된다. 아침부터 낮 동안 뇌 속에서 세로토닌이 많이 분비되면 밤에 멜라토닌이 분비되기 쉬워진다.

아침 7시에 햇볕을 쬐면 그 15시간 후인 밤 10시 정도에는 수면 호르몬이 나와 자연스럽게 잠이 온다.

아침에 햇볕을 쬐면서 산책을 하면 기분이 좋다. 그 결과, 수면의 질이 높아지고 치매 위험이 줄어든다.

햇볕을 쐬고 걸으면
수면의 질이 개선되고 뇌 속 쓰레기가 청소된다.
수면제를 먹으면
'자연스러운 수면 리듬'이 무너지게 된다.

제7장

걷기만 해도 치매 예방이 된다

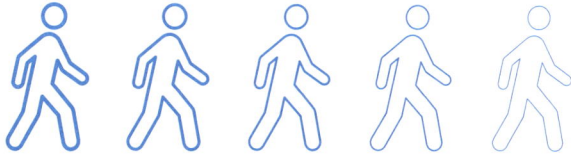

2,500명의 임종을 지켜보며 알게 된 것

필자는 지금까지 많은 사람의 임종을 봐왔다. 의사가 되어 11년 동안 병원에서 근무하며 1,000명 이상 그리고 개업 후에는 재택 의료로 1,500명 이상이다. 40년 동안 의사 생활로 2,500명의 임종을 봐온 셈이다.

동네 의사는 병이 발병한 단계에서 환자를 진찰한다. 그래서 발병했을 때부터 죽음에 이를 때까지 긴 시간 진료해 온 환자가 적지 않다. 병원에서는 자신의 진료과인 병 밖에 진료하지 않지만, 동네 의사는 종합적으로 진료하기 때문에 다종다양한 병을 끝까지 지켜본다. 또한 20세부터 105세의 고령자까지 폭넓은 사람들의 생활 습관과 마지막 생활을 접해왔다.

이러한 경험을 통해 느낀 점은 단순하다. **'걷지 않는 사람은 빨리 죽는다.'** 이것이 내가 실감한 바다.

데이터가 없으니 걷기와 수명의 관계를 과학적으로 해설할 수는 없다. 그저 단순한 개인의 감상이다.

그다지 걷지 않는 사람은 자연 면역이 저하되어 생활습

관병, 특히 당뇨병이나 그 합병증, 골다공증이나 골절, 폐렴 등의 전염병, 암과 같은 다양한 병에 걸리기 쉬우며 결과적으로 수명이 짧아지는 것이라 추측하고 있다.

중년 이후의 러닝은 위험하다

건강을 위해서라며 러닝을 시작하는 사람이 있다. 하지만 중년 이후에 러닝 같은 과도한 운동을 하면 부상을 입거나 최악의 경우, 돌연사 등으로 생명이 단축될 위험이 있으니 추천하지 않는다.

러닝은 착지 시 무릎이나 발목 관절에 큰 부담을 준다. 체중 60kg인 사람이 걸을 때 한쪽 발에 가해지는 부하는 60kg 정도지만, 뛸 때는 180kg 정도라고 한다. 평소에 그다지 걷지 않는 중년은 발의 근육량이 떨어져 있을 테니 180kg의 부하가 더해지면 넘어지거나 부상을 입을 가능성이 있다. 한편, 걸을 때 무릎에 가해지는 부하는 가벼우며 걸으면 허벅지 앞쪽 근육(대퇴사두근)이 단련된다.

과도한 운동은 생명을 단축시킨다

뛰는 것은 걷기와는 달리 심장이나 폐에도 매우 큰 부담을 주어 호흡도 거칠어진다. 전국 각지에서 열리는 마라톤 대회에서는 때때로 심폐 정지자가 나와 AED(자동체외식 제세동기)로 소생시키고 있다. 목숨을 걸면서까지 뛰어야 하는 의미는 없다고 생각한다. 하지만 옛날에 마라톤을 했던 사람 중에는 '다시 뛸 수 있을까'라고 말하는 사람이 있다. 이렇게 말하는 사람들은 30년, 40년 전에 마라톤을 한 사람들이다. 그 이후 달린 적이 없는 사람이 갑자기 달리면 위험할 것이다.

걷기 같은 적당한 유산소 운동은 유익하다. 하지만 러닝 같은 과도한 유산소 운동을 하면 활성 산소가 발생한다. 활성 산소란, 산화작용이 높은 유해한 산소다. 활성 산소가 늘어나면 세포가 삭아 노화가 촉진된다.

걷기 같은 적당한 운동은 면역력을 강화해 주지만, 마라톤 같은 힘든 유산소 운동을 하면 활성 산소가 과도하게 발생해 면역력이 저하된다. 중년 이후의 러닝은 운동을 통한 건강

효과보다도 몸에 대한 대미지가 더 클 것이다. 중년은 적당한 유산소 운동을 매일 수시로 계속하는 편이 유익하다.

적당히 부담되는 운동에 그치자

적당한 걷기 속도는 사람에 따라 다르다. 그 사람에게 맞는 속도로 적당한 거리를 걷는 것이 중요하다. 이 '적당함'에는 꽤 개인차가 있다. 또한 그날의 몸 상태나 스케줄, 날씨에 따라서도 다르다. **이 책에서 하고 싶은 말은 '편하다고 느끼는 속도와 거리'를 수시로 걸으라는 이야기다.** 원래 걷기는 쾌락이다.

예전에 운영하던 클리닉에 매일 아침 10km 정도 떨어져 있는 산에 올라갔다가 내려오는 후기 고령자 환자가 있다. 왕복 20km로 상당한 거리다. 매일 그만큼이나 걷는다며 자랑했는데, 그만두라고 말했다.

실은 그 환자는 조증(躁症, 기분이 매우 고양되어 가만히 있을 수 없거나 화가 나는 것 같은 상태)이었다. 기분이 고양된 상태에서 정신과에 입원했고, 조증약의 부작용으로 치매에 걸린 분이었다. 마지막에는 누워만 있게 되었고 돌아가셨다. 너무 먼 거리를 걷는 것은 좋지 않다. 저지해도 멈추지 않는 사람은 정신병일 가능성이 있다.

과유불급이다. 과한 것은 반드시 몸에 대미지를 준다. 조금씩 지속해서 걷는 것이 중요하다. 예능인 중에서도 갑자기 인기가 많아졌다가 그때만 반짝하고 사라지는 사람들이 있다. 한편, 큰 인기는 없지만, 무대에 지속적으로 출연하는 예능인들도 있다. 후자처럼 지속적으로 나간다는 이미지로 매일 조금씩 계속 걷는 것이 중요하다.

동물 중에서도 계속 달리기만 하는 동물은 없다. 치타든 개든 고양이든 어느 정도 거리를 달렸다면 쉬거나 뒹굴며 누워 있다. 새도 계속 하늘을 나는 것은 아니며, 나뭇가지에서 휴식을 취한다. 어떤 동물이든 계속 운동하는 것은 없으며 인터벌(interval)을 두고 있다.

우리가 걸을 때도 계속 걷기만 하지 말고 때때로 휴식이나 천천히 걷기를 사이에 끼워보길 바란다. 초조해하지 말고, 서두르지 말고 휴식을 취하면서 느긋하고 즐겁게 걸어보자.

러닝(running)처럼
격렬한 운동은 오히려 위험하다.
걷기를 습관화하여
조금씩이라도 좋으니
계속 걷는 것이 중요하다.

걷기를 '이동'이라고 생각해 보면 좋다

'걷기는 힘들어 보인다'라고 생각해 걷지 않으려는 사람들이 많다. 이렇게 생각하는 사람은 **걷기를 '이동'이라고 생각해 보는 게 어떨까?**

여행이든 영화든 쇼핑이든 통근이든 뭐든지 좋다. 이동하면 걷기가 동반된다. '걷지 않으면 갈 수 없다'라고 생각하면 싫어질 수도 있지만, 볼일을 만들어 이동하면 자연스럽게 걷게 된다. 무리하게 걸으려 하지 않아도 이동이라고 생각하면 되는 것이다.

일하는 사람은 외출할 수밖에 없다. 전철이나 버스를 타며, 직장에서도 어느 정도의 거리를 걷게 된다.

문제는 일하지 않는 고령자다. 볼일을 만드는 것이 중요하다. 외출할 장소를 만들면 이동할 수밖에 없게 되어 걸을 수 있다. **'볼일을 만드는 것'이 걷기를 위한 포인트다.** 예를 들면, 다음과 같은 볼일을 만들어 보는 건 어떨까?

- 다른 사람과 만나는 약속을 만든다

- 회식 권유에 응한다
- 쇼핑하러 간다
- 콘서트를 보러 간다
- 피트니스 클럽에 간다
- 골프를 치러 간다
- 문화 교실에 간다
- 동호회에 가입한다
- 지역 모임에 가입한다
- 꽃구경을 하러 간다
- 여행을 떠난다 ……

이러한 스케줄을 만들어 다른 사람과 만나는 약속을 만드는 것이 중요하다.

여성의 경우, 나이를 먹어도 비교적 사교적인 사람들이 많아 보인다. 이웃들과 어울리며 다른 사람을 만날 기회를 잘 만들고 정기적으로 외출한다.

한편, 남성의 경우 다른 사람과 업무상의 교류만 해 온 사람들도 많으며, 업무 외적으로 교류하는 것을 잘하지 못하는 사람도 있다. 쇼핑하러 나가거나 하면 아직 괜찮지만, 쇼핑도 하러 가지 않고 집안에서 텔레비전으로 씨름이나 야구만 계속 보는 사람도 꽤 있다.

타인과의 교류를 그다지 좋아하지 않는 사람은 쇼핑이나 취미처럼 뭔가 외출할 용건을 만드는 것이 중요하다. 자신이 흥미 있는 일, 좋아하는 일을 하기 위해 나가면 걸을 기회가 생길 것이다.

'교육'과 '교양'은 그 발음처럼 '오늘 가고', '오늘의 볼일'을 만드는 것이 중요하다고 한다. (일본어로 '교육'은 '오늘 간다(きょういく)'라는 말과 발음이 같으며, '교양' 또한 '오늘의 볼일(きょうよう)'과 발음이 같다-역주) 걸을 기회를 늘리기 위해 '오늘 가고', '오늘의 볼일'을 만들어 보자.

걸음 수와 시간을 신경 쓰지 않아도 좋다

'매일 걸으십시오'라고 하면 화내는 환자들이 있다. '산책이라도 좋습니다'라고 다시 말하면, '아, 산책이면 되는 건가요?'라고 받아들인다.

걷는 습관을 들이려면 걷기를 그다지 어렵지 않게 생각하는 것이 중요하다.

걸음 수도 시간도 전혀 신경 쓸 필요가 없다.

스마트폰을 꺼내 걸음 수가 표시되는 꺾은선 그래프를 보여주는 환자가 있다.

'오늘은 ○○보 걸었습니다'라든가 '지구를 반 바퀴 돌았습니다'라고 기쁜 듯이 이야기한다. 이러한 데이터에 성취감을 느끼면서 걷는 것도 좋다.

하지만, 걸음 수나 시간을 신경 쓰지 말고 빈 시간에 수시로 걸어보는 것을 추천한다. 걸음 수도 거리도 속도도 시간도, 일절 신경 쓰지 말고 걷는 장소에도 구애받지 않아도 된다. 날씨가 안 좋아 외출할 수 없을 때는 방안에서나 집 복도, 계단을 걷는다. 걸을 수 있는 시간이 있을 때 조금 걸어보는 것이다.

걸음 수나 시간에 구애받지 말고 장소도 신경 쓰지 말고, 자주 조금씩 걷는 것을 나는 '바지런히 걷기'라고 부른다.

3분이든 1분이든 좋다
—'바지런히 걷기'를 추천

'30분 동안 계속 걸어야 한다', '밖에 나가 1시간을 걸어야만 한다' 이와 같은 생각을 하는 사람일수록 '걸을 시간 따위 없어요!'라고 변명한다.

그런 사람에게, **'아뇨, 3분이라도 괜찮습니다'**, **'아뇨, 1분이라도 괜찮습니다'**라고 말하면 '네?'라며 놀란 표정을 짓는다.

1분 걷기, 3분 걷기를 온종일 몇 번이나 반복하면 꽤 많은 시간이 된다.

총 몇 분을 걸었는지를 신경 쓸 필요도 없다. 틈새 시간을 찾아 바지런히 걷기만 해도 된다.

외출할 때 역까지 걸어가거나 버스 정류장까지 걷기만 해도 나름대로 걷게 된다. 볼일이 없으면 '잠깐 공원에 가보자'라는 생각으로 걸어도 괜찮다.

퍼스널 트레이닝 피트니스센터의 체인점을 운영하는 라이잡(Raizap)이 초코잡(chocozap)이라는 편의점형 헬스장

을 시작했을 때, 나는 센스있는 네이밍이라고 느끼며 감탄했다.(일본어의 '쵸코마카(ちょこまか)'라는 말은 촐랑촐랑, 바지런히라는 의미이다. 초코잡의 '초코'는 '쵸코마카'라는 말을 연상시킨다-역주) 틈새 시간에 바지런히 운동할 수 있는 이미지의 서비스였다.

'초코잡'에는 평상복 차림으로 가도 좋다고 한다. 보통 피트니스센터에서는 옷을 갈아입어야 하는데, 이를 귀찮게 생각하는 사람도 있으니 평상복으로 운동할 수 있다면 가볍게 다닐 수 있을 것이다.

'초코잡'의 발상은 내가 말하는 '바지런히 걷기'와 같다.

바지런히 걷기는 틈새 시간에 걷는 것이다. 옷을 갈아입을 필요도 없다. 평상복 그대로 조금 걸을 뿐이다.

시간과 걸음 수를 신경 쓸 필요는 없다.
작은 볼일을 위한 '이동'과
산책이라는 형태로 걷는 것이 중요하다.

걷기를 습관으로 만드는 것이 중요

걷기가 습관화되어 있지 않은 사람은 비만 내려도 '비에 젖는 게 싫으니까 외출하지 말자'라고 생각해 걷지 않는다.

한편, 걷기가 습관화된 사람은 '우산을 쓰고 나가자', '지붕이 있는 아케이드 안을 걷자'라고 생각하며 비가 내려도 외출을 한다. **걷는 습관이 생기면 어느 때라도 방법을 바꾸어 걸을 수 있게 된다.** 걷는 습관이 있는 사람과 없는 사람은 결과적으로 걷는 거리도, 걷는 시간도 그리고 인생도 완전히 달라진다.

길이 계속 평탄하다고는 할 수 없다.

내리막길이나 계단과 마주칠 때도 있다. 만약 계단에 마주친다면 절호의 근력 운동 기회라고 받아들이고, 계단을 오르락내리락하면 된다.

근육은 단련하지 않으면 늘어나지 않는다. 힘들게 근력 운동을 할 필요는 없지만, 특히 중년은 의도적으로 근육을 움직이지 않으면 쇠퇴한다.

근육량이 줄어드는 것은 노화 그 자체이며, 프레일티(노쇠)로도 이어진다. 그러나 근육을 움직이면 근육량을 유지할 수 있다. 만약 앞에 계단이 있다면, 절호의 근력 운동 기회라고 생각하도록 하자.

지하철역이나 빌딩에서 에스컬레이터나 엘리베이터를 사용하는 사람들이 많은데, 만약 여유가 있다면 계단을 이용하자. 외출할 때 조금 일찍 나가면 여유가 있어 지하철역에서 환승할 때 계단을 오를 시간이 생긴다.

빠르게 오르락내리락할 필요는 없으며, 사람이 그다지 지나다니지 않는 공간을 이용해 자신만의 페이스로 천천히 오르락내리락하면 좋다. 적당한 부담은 근육에 도움이 된다. 트레이닝센터의 러닝 머신은 평탄한 상태에서도 충분히 효과가 있는데, 만약 여유가 있다면 조금 경사를 높여 걸어보는 것도 좋다.

일상생활에서 계단을 이용하기만 해도 훌륭한 근력 운동이 된다. 길거리, 지하철역, 회사, 집 등의 계단이 있는 곳은 얼마든지 있다. 온 세상이 온통 트레이닝센터다. 서울의 지하철역은 '이렇게나?' 싶을 정도로 깊은 곳에 있으니, 계단을 잘 이용하면서 근력 운동을 해보면 좋을 것이다.

다만, 비로 바닥이 젖었을 때는 주의하길 바란다. 균형 있게 발을 딛지 않으면 넘어질 것이다. 계단을 내려갈 때 넘어지는 사람이 적지 않다. 무릎이 안 좋은 사람들은 모두 '계단을 내려갈 때가 괴롭다', '내려갈 때가 무섭다'라고 한다. 내려갈 때는 천천히 내려가도록 하자.

걷기는 전신 근력 운동이 된다

걷기는 다리 운동만 된다고 생각할 수도 있지만, 비틀림이 더해진 전신 운동 그 자체다. 전신 근육을 사용하면서 몸을 좌우로 비틀지 않으면 앞으로 나아갈 수 없다. 무의식 중에 몸을 좌우로 비틀게 되는데, 그러면 양팔도 앞뒤로 교차해 반드시 움직이게 된다.

조금 빨리 걷고 싶을 때는 양팔을 힘껏 앞뒤로 움직이고, 몸을 제대로 비틀지 않으면 빨리 걸을 수 없다. 로봇처럼 몸을 정면에 둔 채로 다리만 앞으로 내밀어도 잘 나아갈 수 없다. 걷기에는 양팔의 움직임과 골반의 비틀림이 반드시 동반된다. 다리와 허리뿐만 아니라 전신 운동이라는 것을 의식하길 바란다. 사실, 머리를 지탱하기 위해 목 주위의 근육도 사용한다. **걷기는 전신 근력 운동이 된다.**

1일 1만 보씩 걷지 않아도 된다

'1일 1만 보가 목표'라는 말을 종종 듣는데, 1만 보를 걸으려면 1시간에서 2시간 정도 걸린다.

'1시간이나 시간을 낼 수는 없어요. 그럴 시간이 없습니다'라고 하는 사람도 종종 있다.

필자가 추천하는 것은 하루 20분 걷기다. 20분은 '숫자로 기준을 세워줬으면 좋겠다'라는 말에 기준으로 삼았을 뿐이다. 20분을 고집할 필요는 전혀 없으며, 10분이라도 상관없다. '틈새 시간이 있으면 수시로 걷기'라는 습관이 있으면 몇 분이라도 괜찮다.

5분이라도, 3분이라도, 1분이라도 괜찮다.

'1분이라도 괜찮습니다'라고 하면, 이번에는 '그렇게 짧은 시간이라도 괜찮은가요?'라고 꼭 되물어온다. 1분이라는 시간은 짧게 느껴지지만, 꽤 긴 시간이다.

　1분 동안에는 꽤 많은 일을 할 수 있다. 2024년 파리올림픽의 남자 수영 100m 자유형 결승에서 금메달리스트의 기록은 46초 40이었다.

　시험 삼아 1분 동안 걸어보면 알 수 있다. 1분 동안 걸으면 꽤 긴 거리를 갈 수 있다. 대체로 80m 정도 걸을 수 있다고 알려져 있다. 그러니 1분은 결코 짧은 시간이 아니다. 이것이 쌓이고 쌓이면 분명 꽤 긴 거리를 걷게 될 것이다.

자신이 기분 좋게 느끼는 속도로 걸으면 된다

　빨리 걷기를 권하는 경우가 있는데, 걷는 속도는 그다지 신경 쓸 필요가 없다. 자신이 기분 좋게 느끼는 속도로 걷기만 하면 된다.

　기분 좋게 느끼는 속도로 걸으려고 하면, 자연스럽게 어느 정도 속도가 나게 된다. 왜냐면, 인간이 느리게 걷는 것은 꽤 어려운 일이기 때문이다.

만약 '100m를 20분에 걸쳐 걸으십시오'라고 한다면 꽤 힘들 것이다. 1분 30초 정도면 걸어갈 수 있는 거리를 20분에 걸쳐 걸으면 오히려 고통스러울 것이다.

걷는 속도는 신경 쓰지 말고, 편안한 속도로 즐겁게 걸어보자.

만성 심부전증이나 협심증 등 심장에 지병이 있는 사람은 빨리 걷기로 심박수가 올라가면 위험하다. 심박수가 140이 넘으면 부정맥이나 협심증일 가능성이 커진다. **심박수는 110 이하에서 유지하는 정도로 걷길 바란다.**

다만, 심박수를 일일이 측정하면서 걸을 필요는 없다. 한 가지 기준을 세운다면, 콧노래가 나올 정도거나 옆 사람과 대화를 할 수 있을 정도라면 심박수는 분명 110을 넘지 않을 것이다.

편안하다고 느끼는 속도로 무리하지 않는 정도로 걸어보길 바란다. 피곤해지면 속도를 늦추거나 휴식을 취해도 된다. 힘들어지면 그만두도록 해야 한다.

가슴을 펴고 걸으면 걷기 효과가 높아진다

걷는 습관이 생길 때까지는 **시간이든 속도든 신경 쓰지 말고 걸어보자.** 그리고 걷는 습관이 생기면 다음에는 자세를 신경 써보자.

등을 펴고 가슴을 내밀고 팔꿈치를 조금 굽히고 당기는 것을 의식하면서 걸어보자.

'척추 스트레칭 워킹'을 추천한다. 가슴을 내밀고 걷는 방법 중 하나인데, 가슴을 내민다기보다는 등에 더 의식을 두고 걷는 방법이다. 파리 컬렉션의 모델이 된 기분으로 등을 펴고 걷는다.

이 척추 스트레칭 워킹의 첫 번째 포인트는 아랫배를 밑에서 끌어올리듯이 걷는 것이다.

두 번째 포인트는 정수리를 끈으로 당기고 있다고 생각하며 척추를 제대로 펴고 가볍게 가슴을 펴는 것이다.

세 번째 포인트는 무릎을 가볍게 펴고 발끝을 들어 올려 발꿈치부터 착지하는 것이다. 착지한 발꿈치 위에 재빠르게 허리를 올려놓는다.

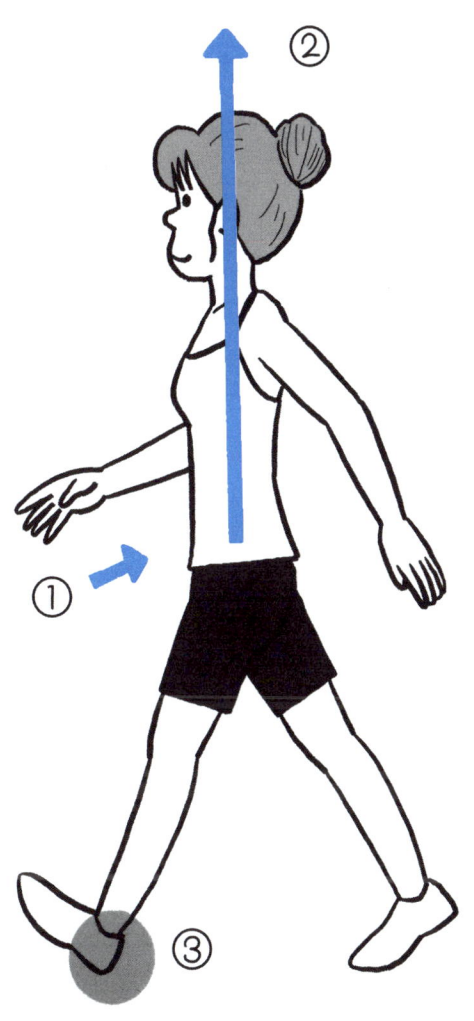

척추 스트레칭 워킹

20년 전, 효고현 아마가사키시 의사회의 주최로 무코가와강의 하천 부지에서 시민들과 척추 스트레칭 워킹을 하는 이벤트가 있어 의사로서 참여했다. 약 30분 동안 자유 워킹을 하고 나서, 전후의 혈압을 측정해보니 전원이 걷기 전보다 10~20 정도 혈압이 낮아져 있었다. '걷기만으로도 혈압이 이렇게 낮아지는구나'하고 놀랐던 기억이 있다. 워킹으로 부교감 신경이 우위가 되어, 릴랙스 상태가 되었기 때문에 혈압이 내려간 것이라 생각한다.

인간은 나이를 먹으면서 조금씩 앞으로 상반신이 굽어진다. 60대에 조금 굽어지며, 70대에는 더 앞으로 굽어지고 80대에는 더 굽어진다. 실루엣 퀴즈처럼 서 있는 모습을 보기만 해도 그 사람이 몇 살 정도인지를 누구나 대체로 알 수 있을 것이다.

등을 펴고 걸으면 자세 나이를 젊게 유지할 수 있다.

손을 크게 흔들면 보폭이 커진다

걸을 때 양손 흔들기를 의식하면 걷는 방식이 크게 변한다. 필자는 종종 지하철역이나 길거리에서 몇 살 정도의 사람이 어느 정도 손을 흔들며 걷는지를 관찰한다.

젊은 사람일수록 손을 앞뒤로 크게 흔들며 걷는다. 하지만 나이를 먹으면 손을 작게 흔든다.

그 차이는 보폭으로도 나타난다. 크게 손을 흔드는 사람은 한 번 한 번의 골반 비틀림이 커지니 보폭이 넓어진다. 한편, 손을 작게 흔드는 사람은 골반의 비틀림이 작아져 보폭이 좁아진다. 손을 흔들 때마다 그 반동으로 허리가 조금 회전하며 보폭이 넓어진다. '큰 보폭으로 걷자'라고 하는데, 보폭을 의식하지 않아도 손을 크게 흔들면 자연스럽게 보폭이 넓어진다.

가슴을 내밀고 손을 크게 흔들기만 해도 등이 펴지고 골반의 비틀림이 커져 보폭이 넓어진다.

짐을 들면 손을 흔들 수 없으니 보행 효율이 낮아진다. 짐은 가급적 배낭 같은 곳에 넣어 두어야 한다. 적어도 숄더백이라도 매는 것이 좋다. 지하철역이나 건물의 코인 로커 등을 이용해 짐을 맡긴 후에 걷도록 하면 좋다. 조금 돈이 들더라도 짐도 들지 않고, 배낭도 메지 않은 아무것도 없는 상태가 되면 훨씬 걷기 쉬워진다.

앉아 있는 시간을 줄이기만 해도 좋다

옛날부터 **앉아 있는 시간이 긴 사람은 단명**한다는 말이 있다. 교토부립의과대학 대학원이 약 6만 명을 대상으로 시행한 조사에 따르면, '앉아 있는 시간이 길면 길수록 사망 위험이 크다'라는 결과가 나왔다고 한다.※2

지병이 없어도, 온종일 앉아 있는 시간이 2시간 늘어날 때마다 사망 위험은 15% 늘어나며, 생활습관병이 있으면 사망 위험이 더 상승한다고 밝혀졌다. (당뇨병 27% 증가, 고혈압 20% 증가, 지질이상중 18% 증가)

앉아 있는 시간이 긴 것은 걷는 시간이 짧다는 것과 같다.

표리관계다. 앉아 있는 시간을 짧게 만들면 걷는 시간은 늘어난다.

최근에는 사무실의 모습이 바뀌고 있다. 자신의 고정석이 정해져 있지 않은 회사도 있다. 일할 때도 노트북을 갖고 빈자리로 이동하므로 그만큼 걷게 된다.

서서 회의하는 회사도 있다. 회의실까지 걸어서 이동하며 회의 중에도 서서 다리를 움직인다. 이러한 작은 노력의 축적도 중요하다.

기존의 고정된 데스크 사무실에서 일하는 사람들도 계속 앉아 있지 말고, 의도적으로 사무실 내를 걸어 다녀 보면 어떨까. 한 번에 1분, 2분이라도 걸으면 쌓이고 쌓여 1일에 20분 정도는 걸을 수 있다.

사무실 내에서도 걷는 것을 전제로 하여 비즈니스 워킹 슈즈를 신는 것도 좋다. 걷기 좋은 비즈니스 슈즈가 많이 판매되고 있다.

걷기는 전신 운동이다.
등을 펴고
양손을 크게 흔들며 걷자.

제8장

걷기를 즐기자

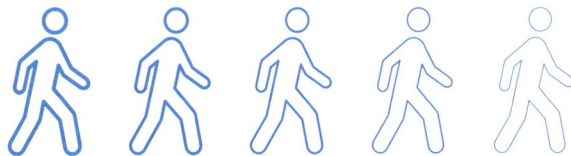

걷기가 힘들다고 생각하는 사람에게

걷지 않는 사람 중에는 '아니, 이제 나이가 있으니, 그렇게 힘든 일은 불가능해'라고 말하는 사람이 많다. 하지만 실제로 그 사람들의 생각보다 걷기는 의외로 즐거운 일이며, 본능이다.

홋카이도로 여행을 갔을 때, 도로를 걸어 다니는 야생 동물을 많이 보았다. 사슴이 나타나고, 들개가 돌아다니고 있었다. 그들은 이동이 본능이었다.

동물은 계속 같은 곳에 머무르는 것을 힘들어하며, 이동하는 것을 즐긴다.

지상 동물뿐만 아니라 바다에는 물고기가 헤엄치며 하늘에는 새가 즐겁게 날아다닌다. 이동은 생물에게 본능이며, 아마도 쾌락일 것이다. **인간도 같은 장소에 계속 있기 힘들어하는데, 때로는 형벌이 되기도 한다.**

걸으면 뇌 속에서 엔도르핀이라는 신경 전달 물질이 나온다. 이는 '뇌내 마약'이라고 불리는 쾌락 물질이다. 마라톤 중에 엔도르핀이 분비되면 뇌가 '러너스 하이(Runners' high)'* 상태가 되는데, 이는 유명한 이야기다.

또한 걸을 때 뇌내에 세로토닌이라는 신경 전달 물질이 분비된다는 것이 밝혀졌다. 세로토닌은 '행복 호르몬'이라고 불리며, 뇌에 행복을 가져다준다. 그리고 세로토닌은 도파민과 노르아드레날린의 분비를 억제한다.

도파민은 뜻밖의 보상을 얻었을 때 분비되는 물질이다. 도파민이 과도하게 나오면 더 많은 보상에 대한 욕구가 강해진다. 이를 억제하는 역할을 하는 것이 세로토닌이다.

한편 노르아드레날린은 강한 스트레스 상태일 때 분비된다. 전투 시에 많이 분비되며, 노르아드레날린이 과도하게 분비되면 폭주해 버리는데, 이를 해제하는 것도 세로토닌의 역할이다.

즉, 세로토닌은 과도한 욕망을 억제하고 과도한 전투 태세를 해제하므로 행복을 쉽게 느끼게 된다.

걷기는 고행이라고 생각하기 쉽지만, 실제로는 쾌락 물질인 엔도르핀과 행복 호르몬인 세로토닌이 나오는 일이니 기분 좋은 행위다. 막 걷기 시작할 때는 조금 괴로울지도 모르지만, 분명 걷는 도중에 서서히 기분이 좋아질 것이다.

*러너스 하이(runners' high): 30분 이상 뛰었을 때 밀려오는 행복감. 헤로인이나 모르핀을 투약했을 때 나타나는 의식 상태나 행복감과 비슷하다. 다리와 팔이 가벼워지고 리듬감이 생기며 피로가 사라지면서 새로운 힘이 생긴다.

노래하면서 리듬을 타고 걸으면 기분 좋게 걸을 수 있다

피트니스센터에 가면 반드시 러닝 머신이 놓여 있다. 러닝 머신을 타고 걷기 시작하면 처음에는 '지루하다'라고 생각해도, 30분 정도 걸으면 '조금 더 걷고 싶다'라는 마음이 든다. 러너스 하이와 마찬가지로 워커스 하이 상태가 되는 것이다.

주변 상황이 허락한다면 노래하면서 걷기를 추천한다. 걷기는 통통거리는 리듬을 만든다. 음악도 리듬이다. 좋아하는 노래를 부르면서 걸으면 걷는 리듬과 음악의 리듬을 모두 즐길 수 있다.

작은 새는 지저귀며 동물들은 울음소리를 내는데, 목소리를 내는 것은 동물에게 본능이다. 인간이 노래하는 것도 본능이다. **노래하면서 걷는 것은 인간에게 최고의 사치일지도 모른다.** 물론, 작게 흥얼거리거나 콧노래를 부르는 정도로도 충분하다.

천일회봉행을 하면 행복에 휩싸인다

불교 천태종의 수행 중에 천일회봉행(千日回峰行)이라는 것이 있다. 7년에 걸쳐 총 1,000일 동안, 매일 30km 이상을 걷는 혹독한 수행이다. 히에이산의 산속과 산에서 내려온 뒤 교토의 거리를 걸어 다니는 것이다. 꽤 험준한 산길을 조금 빠른 걸음으로 걷는다.

천일회봉행을 2번 달성한 사카이 유사이 씨의 책을 읽으면, 걸으면 머릿속이 일종의 환각 상태가 된다고 한다. 걷기로 엔도르핀 같은 '뇌내 마약'이 생성된 것이라 생각해 볼 수 있다.

다만, 일반인에게 이런 걷기는 추천하지 않는다. 피로와

부상, 골절이 걱정된다.

  일반인은 하루에 20~30분 정도 걸으면 충분하다. 20~30분 걷기만 해도 뇌 속에 엔도르핀과 세로토닌이 나와 조금 더 걷고 싶어진다. 정신을 차리고 보니 1시간이나 걷게 된 상황이 되는 것이 제일 좋다.

  또한 천일회봉행으로 행복에 휩싸이는 이유로는 또 하나가 있다. 식사 횟수가 적어지니 뇌세포의 에너지원이 포도당에서 케톤체(체내에서 지방이 분해되어 생성된 물질)가 되기 때문이다. 잠을 적게 자도 수행을 계속할 수 있는 이유도 여기에 있는 것 같다. 이에 관해서는 나중에 자세히 이야기하겠다.

걸으면 왜 아이디어가 떠오를까?

  걷다가 문득 좋은 아이디어가 떠오른 경험이 누구든 있을 것이다.

  필자도 걸을 때 여러 가지 생각이 떠올라 귀가하면 그것을 컴퓨터에 입력해 놓는다.

걸을 때 뇌 속에서 여러 가지 일이 동시에 일어나는 것을 듀얼 태스크, 멀티 태스크라고 부른다. 아무것도 하지 않는 것처럼 보여도, 뇌 속에서 다양한 회로가 활성화되고 있는 것이다.

작곡가나 작사가가 걷다가 히트곡을 떠올렸다는 이야기를 종종 듣는다. 아무리 우수한 히트 메이커라도 백발백중은 아니며, 곡을 만들다가 막히게 된다. 밤새워 생각해도 멜로디가 떠오르지 않을 때, 밖에 나가 10분 정도 걸으면 문득 좋은 멜로디가 떠오른다고 한다.

예부터 많은 크리에이티브한 작품들이 걷다가 생겨난 이유는, 걷기로 뇌가 활성화되고 활성화된 뇌 속에서 차례차례로 새로운 조합이 생겨나기 때문일 것이다. 무에서 유가 떠오르는 듯한 이미지다.

스탠퍼드대학은 2014년에 '창조성과 뇌'라는 연구를 시행했다. 일단, 48명의 학생에게 하얀 벽밖에 없는 실내에서 가만히 앉아 있게 하면서 창조성이 필요한 과제에 대해 답하게 했다. 그리고 다음에는 실내에서 걸으면서(워킹 머신을 사용) 대답하게 했다. 그 결과, 81%의 학생들이 전자보다 후자의 점수가 높았으며, 평균 점수가 60% 올랐다고 한다.※3

사카이 유사이 씨와 마찬가지로 천일회봉행을 달성한 미쓰나가 엔도 씨의 책도 읽은 적이 있다. 걸을 때 영화를 보는 것처럼 뇌 속에 다양한 광경이 들어왔다고 한다.

걷는 중에는 뇌내에 엔도르핀과 세로토닌이 나와 호르몬 샤워와 같은 상태가 되는 것일까? 뇌 속이 일종의 트랜스 상태처럼 되는 걸까?

차례차례로 떠오른 생각들이 우연히 결부되면 새로운 조합이 생겨난다. 머릿속에서 다양한 생각들이 샘처럼 넘쳐흘러, 지금까지 결부되지 않았던 생각들이 연결되고, 뇌 속에 새로운 회로가 탄생해서 크리에이티브한 생각들이 생겨나는 걸까?

종종 **'고민이 있다면 걸어라'**라고들 한다. 30분 동안 계속 생각해도 대답이 나오지 않는다면 걸어보자. 그러면 답이 떠오를 가능성이 커질 것이다.

실제로 세상에는 판단을 내리기 힘들 때 사무실 밖을 걸어 다니는 경영자들이 많다. A라는 길인지, B라는 길인지 결단이 필요할 때 걸으면서 생각하는 것이다.

교토에는 '철학의 길'이 있다. 일본 전국, 아니 전 세계에도 '철학의 길'처럼 아이디어가 샘솟는 장소가 있다. 이세 신궁과 후지산 기슭 등 영험하다고 알려진 곳을 걸어보자. 걸으면서 깨달음을 얻었다고 하는 사람도 있다. 짧은 일생, 걷지 않는 인생은 너무나도 아깝다.

걸으면
뇌내에 쾌락 물질인 엔도르핀과
행복 호르몬인 세로토닌이 분비되어
행복에 휩싸인다.
좋은 아이디어도 떠오른다.

'하면서 걷기'를 추천한다

치매를 예방하거나 걷는 즐거움을 증가시키기 위해 걸으면서 다른 일을 동시에 하는 '하면서 걷기'를 추천한다. 무언가를 하면서 걷는 '○○ 워킹'을 몇 가지 소개해 보겠다.

1 센류 걷기

첫 번째로 걸으면서 하이쿠(5, 7, 5 글자로 된 일본의 단시)나 센류(하이쿠와 비슷하나 일상생활의 풍자 등 풍속적인 느낌이 있는 일본의 단시)를 생각해 보는 **'하이쿠 워킹'**이나 **'센류 워킹'**을 추천한다.

하이쿠도 센류도 '5, 7, 5'자로 되어 있다. 만약 계절을 나타내는 말을 꼭 넣어야 하는 하이쿠의 규칙이 어렵다고 생각된다면, 센류가 더 시작하기 쉬울 것이다. 첫 번째 문구의 다섯 글자가 떠오르면 중간의 일곱 글자, 마지막 다섯 글자는 비교적 쉽게 떠오른다. 첫 번째 문구가 떠오르지 않을 때는 걸으면서 눈에 들어온 풍경을 주제로 삼아보는 것도 좋을 것이다.

눈에 들어온 것이 '신호등'이라면 5글자(신호등은 일본어로 '시은고우키'라고 표기하니 5글자가 된다), '횡단보도'라면 7글자(횡단보도는 일본어로 '오우다은보도우'라고 쓰니 7글자가 된다), '편의점'이라면 4글자(편의점은 일본어로 '코은비니'라고 표기한다)다. 재미있는 문구가 떠올라도 그것을 일단 기억해두지 않으면 집에 돌아갔을 때 잊어버린다. 기억할 수 있다면 두뇌 트레이닝이 된다.

치매와 MCI(치매 예비군)인 사람은 단기 기억이 쇠퇴하므로 '아까 어떤 문구를 떠올렸었지?'라는 생각을 하기 쉽다. 문구 한 줄뿐이라면 기억할 수 있겠지만, 두 줄, 세 줄을 기억하는 것은 힘들다. 때때로 멈춰서서 메모하면서 걷는 것도 좋을 것이다.

센류를 생각하면서 걷다 보면 어느샌가 긴 거리를 걷게 될지도 모른다.

2 계산 워킹

계산하면서 걷는 것이 **'계산 워킹'**이다.

인지 능력이 저하되면 단순 계산에도 시간이 걸리게 된

다. 계산력을 유지하는 것도 인지 기능의 저하를 막는 일로 이어진다.

100에서 7씩 빼 나가는 단순 계산을 해나가는 것도 좋지만, 재미 요소를 더해 보는 것도 좋다.

스쳐 지나가는 자동차의 번호판 네자릿수를 보고 기억하고, 그 네자릿수의 숫자를 사용해 계산해보는 것이다. 번호판이 '1234'라면 1, 2, 3, 4의 숫자를 사용한다.

네 가지 숫자를 모두 더해도 좋고, 네 가지 숫자를 앞에서 순서대로 빼는 것도 좋다. '1+2+3+4'나 '1-2-3-4'를 계산하는 것이다. 두 자릿수씩 나눠서 더해 보거나 빼는 방법도 있다. '12+34', '12-34' 등이다.

조금 복잡한 계산법으로는 네자릿수 숫자를 사용해 다른 숫자를 만드는 것이 있다. 더하기, 빼기, 곱하기, 나누기 등 뭐든지 좋다.

1을 만들겠다고 정했다면, 네 가지 숫자를 더하거나 빼거나 곱하면서 어떻게든 1을 만들어 본다.

12÷3÷4=1

1×2-(4-3)=1

1×3+2-4=1

이런 식으로 여러 가지 정답이 있다.

네 가지 숫자를 사용해 '오늘은 2를 만들자', '오늘은 3을 만들자' 등 정해두면 얼마든지 즐길 수 있다.

달리는 자동차의 번호판을 읽고 그것을 계속 기억할 때도 인지 기능을 사용한다. 숫자 놀이를 하면서 걸어보자.

3 노래방 워킹

'**노래방 워킹**'이라는 것은 실제로 실내 노래방을 이용하는 것이 아니라 노래방에서 노래하듯이 노래하면서 걷는 것을 말한다.

옛날에 하이킹할 때 큰소리로 노래하면서 걸어본 적이 있는 사람들도 있을 것이다. 그러면 무척 기분이 좋다. 요즘 거리에서는 큰소리로 노래하면서 걷기가 힘드니, 콧노래 정도로도 충분하다. 좋아하는 곡을 흥얼거리며 걸으면 노래의 리듬과 걷는 리듬을 모두 즐길 수 있다. 가능하다면 가사를 암기하도록 하자.

많은 간호 시설에서 음악 요법을 치매 케어에 쓰고 있다. MCI인 사람에게 일주일에 한 번 정도 음악 요법을 계속했더니, 1년 후 인지 기능 테스트에서 평균 점수가 개선되었다는 연구 결과도 있다.

또한 말수가 늘어나고 의욕이 향상되며 대뇌 기능이 활성화되었다는 보고도 있다. **음악 자체에 치매 개선 효과가 있는 것이다.**

4 팔꿈치 당기며 걷기

173페이지에서 손을 크게 흔들며 걸으면 자연스럽게 보폭이 커진다고 설명했다. '크게 흔든다'라고 하면 모두가 팔을 앞으로 크게 내미는데, 뒤로 팔을 당기지 않는 사람들이 대부분이다.

'팔꿈치를 조금 굽혀 뒤로 당긴다'라고 말하는 편이 이해하기 쉬울 것 같다.

'어깨 주변이 아프다'라는 사람도 많다. 팔꿈치를 당기는 동작이 꽤 어려운 사람도 있겠지만, 팔꿈치를 의식하면 팔의 움직임이 커진다. '견갑골부터 노화한다'라고들 하는데, 다음과 같은 견갑골 주위를 늘리는 체조를 매일 해보길 권한다.

① 양손을 각각 어깨 위에 두고 굽힌 팔꿈치를 크게 돌리듯이 어깨를 돌린다.
② 고개를 움츠리듯이 양어깨를 위로 올리면서 견갑골을 옆으로 가까이 대면서 어깨를 밑으로 내린다.
③ 양팔을 위로 편 뒤, 위로 올린 팔의 팔꿈치를 굽히면서 천천히 등 쪽으로 내린다

걸을 때는 오른쪽 팔꿈치를 가볍게 뒤로 당기면 자연스럽게 왼쪽 팔이 앞으로 나간다. 왼쪽 팔꿈치를 뒤로 당기면 오른쪽 팔이 앞으로 나간다. 이를 의도적으로 반복하면 자연스럽게 등이 펴지고 가슴을 내미는 모습이 된다. 그리고 저절로 보폭도 넓어진다.

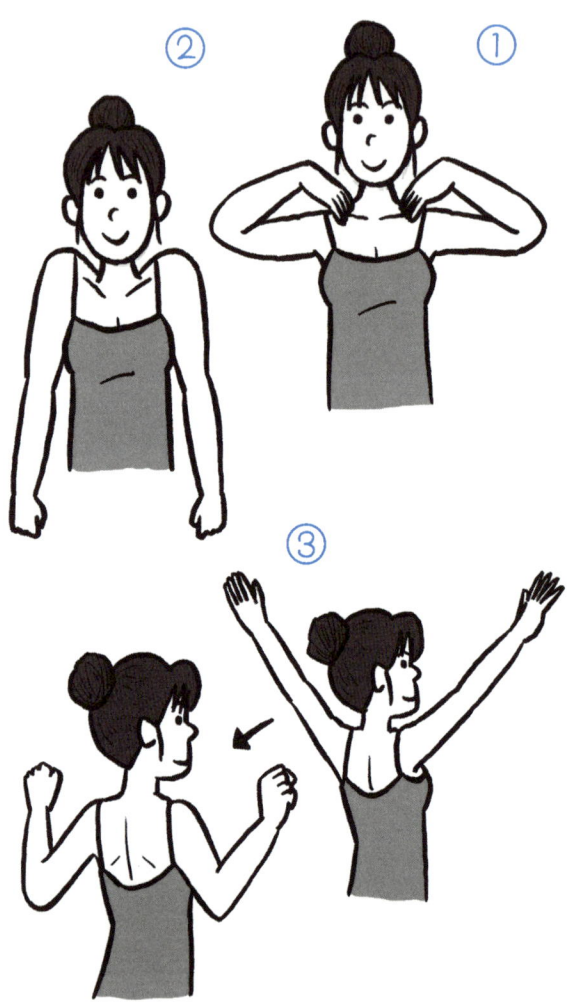

5 보면서 걷기

야외를 걸을 때 만약 여유가 있다면 오감을 완전히 활용해 보자.

시각, 청각, 후각 등을 사용해 외부의 다양한 자극을 기억하는 것은 인지 기능 트레이닝이 되기도 한다. 신기한 이름의 가게, 보기 드문 간판, 강아지의 표정 그리고 다른 사람의 걸음걸이 등 호기심을 갖고 보며 즐겨보자.

성인의 시야는 좌우 약 200도 정도로 넓지만, 나이를 먹어가면서 좁아진다. 하지만 의도적으로 시야를 넓혀 '보고', '기억하는' 것만으로도 뇌를 사용하게 된다.

하이쿠나 계산뿐만 아니라 주위를 잘 보면서 걷기만 해도 인지 기능 트레이닝이 된다. '보면서 걷기'는 제일 간단한 '겸사겸사 걷기'다. 나중에 이를 떠올려보는 것도 좋을 것이다. 자기 전에 그날이나 전날 본 시각 정보를 되돌아보는 것이다.

'하이쿠, 센류', '계산', '노래방',
'팔꿈치 당기기', '보면서'하는
'하면서 걷기'로
걷기를 즐겨보자.

제9장

식사를 잘하지 않으면 걷기는 소용없다

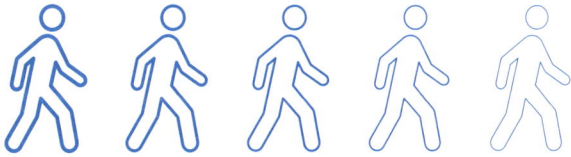

🚶🚶🚶🚶🚶

단백질 섭취가 중요하다

걷기와 식사는 건강 유지를 위한 핵심이다. 모처럼 열심히 걸어도 탄수화물을 과하게 먹으면 소용이 없다.

탄수화물의 비율을 60%에서 40%로 줄이고, 단백질을 제대로 섭취하는 것이 중요하다.

고기나 생선, 계란 같은 단백질을 먹어도 바로 근육이 되진 않는다. 아미노산으로 몸에 흡수되어 다양한 대사 경로를 거쳐 단백질이 된다. **단백질을 그다지 섭취하지 않고 걸어도 근육은 늘어나지만, 단백질을 섭취하고 걷기 운동을 해야 효율적으로 근육을 늘릴 수 있다.**

8년 전, 태국 방콕에서 북쪽으로 1시간 정도 비행기를 타고 콘깬주의 한 시골에 가서 의료조사를 한 적이 있다. 몇 가구의 가정을 방문해 식사를 살펴보았는데, 대부분의 가정이 쌀과 절임 음식만 편중해 먹고 있었다.

승려가 의사를 대신하고 있는 지역도 있었다. 태국의 승려는 낮 12시까지만 식사를 할 수 있는 엄격한 규칙을 지키고 있었다. 아침과 점심 전에 먹는 1일 2식이었다. 메뉴는 역시 쌀과 절임 음식뿐이었으며, 그가 먹고 남은 음식을 우리도 마을 사람들과 함께 먹었다. 굉장히 탄수화물에 편향되어 있었다. 생선을 먹지 않는 이유를 물어보니, 비싸서 살 수 없다고 했다.

콘깬대학의 대학병원도 시찰했다. 당뇨병에 걸린 사람이 많아 놀랐다. 탄수화물의 비율이 높아서 당뇨병에 걸리는 것이다. 태국에는 한 번에 30바트(1바트는 대체로 40원)로 진료를 받을 수 있는 '30바트 의료 제도'가 있는데, 한쪽 발을 절단하고 재택 요양하고 있는 환자는 모두 30바트 의료로 저렴한 인슐린을 맞고 있었다. 당연히 치매에 걸린 사람들도 많았다. 그저, 치매라는 의학 용어가 아직 쓰이고 있지 않았으며 '뇌가 망가졌다'라는 말을 쓰고 있었다.

탄수화물 과잉은 많은 병의 원인이 된다

콘깬 정도는 아니지만, 일본도 탄수화물의 비율이 높으며, 탄수화물 과잉이 원인으로 병에 걸린 사람들이 많다. 어째서인지 영양의 기본을 모르는 사람들이 대부분이다. 꽃가루 알레르기나 아토피 같은 현대병도 탄수화물 과다가 원인이다.

포도당이 혈액 속에서 늘어나는, 즉 당뇨 수치가 높은 상태가 계속되면 '**당독성(糖毒性)**'이 발생한다. 포도당이 동맥의 벽 안쪽(내피세포)에 염증을 일으켜 동맥 경화에 이른다. 뇌의 혈관이 막히거나 파괴되는 등 뇌졸중이 발생하면 뇌혈관성 치매가 된다. 당뇨병의 영양 요법은 과거에는 칼로리 제한식이었으나 지금은 저탄수화물식이다. 그리고 자주 걷기를 해야 한다.

1일 3식 백미를 섭취하면 치매 위험이 커진다

중년 이후의 사람들에게 백미는 술과 같은 '기호품'이라고 생각하는 편이 좋을 것이다.

백미를 많이 먹으면 혈당치가 높아져 제3장에서 이야기한 '뇌 당뇨병' 상태가 되며, 치매 위험이 커진다. 하지만 고령자

시설과 치매 그룹 홈에서는 1일 3식, 백미를 제공한다. 이러면 인지 기능이 점점 저하되니 그만두는 게 좋겠다고 조언한 적이 몇 번 있는데, 이해해주지 않았다. 탄수화물의 비율을 완만하게 줄이면 치매 개선과 예방으로 이어진다. 간병 시설에서는 기본적으로 외출을 시키지 않으니 소비 에너지도 적다.

그러니 1일 2식으로 충분하다.

완만한 당질 제한식을 '**저탄수식**'이라고 부른다. 저탄수식의 저탄수란, low-carbohydrate의 약자다. carbohydrate(카보하이드레이트)는 탄수화물을 가리키며, 저탄수는 '탄수화물의 비율을 줄인다'라는 의미다.

단백질과 지방질과 탄수화물을 3대 영양소라고 부른다. 총에너지에서 차지하는 탄수화물의 비율을 60%에서 40%로 줄이는 것이 저탄수식이다. 줄인 만큼 주로 단백질의 비율을 늘린다. '탄수화물을 총에너지의 30% 내지 20%까지 엄격하게 제한해야 한다'고 주장하는 의사도 있는데, 필자는 40%, 즉 저탄수파다. 이러면 비만인 사람은 체중이 자연스럽게 줄어든다.

구체적으로는 백미, 빵, 파스타, 면류를 조금 삼가도록 하자. 가능하다면 백미가 아닌 현미나 잡곡을 먹자.

현미에는 식이섬유도 많이 함유되어 있다. 그리고 소고기, 돼지고기, 닭고기, 생선, 계란, 대두 식품과 같은 단백질 비율을 늘리도록 하자.

저탄수식은 당뇨병 예방, 치매 예방뿐만 아니라 류마티스 같은 자기 면역성 질환의 예방으로도 이어진다.

백미, 빵, 파스타, 면류를 조금 줄이고
가능하다면 백미를 현미나 잡곡으로 바꾸자.
그리고 고기, 생선, 대두 식품 등을
늘리도록 하자.

24시간 동안 식사를 하지 않으면 식욕이 없어진다

앞에서 설명한 천일회봉행은 매일 30km 이상을 걷는 매우 힘든 수행이다. 하지만 식사는 거의 하지 않는다고 한다. **그러한 기아 상태에서는 에너지원이 포도당에서 케톤체로 바뀐다.**

평소에 인간은 식사 중에 탄수화물을 분해해 생성된 포도당을 에너지원으로 삼는다. 하지만 포도당을 쓸 수 없게 되면 체내의 지방을 분해해 발생하는 케톤체를 에너지원으로 삼는다. 예를 들면 1~2일 동안 아무것도 먹지 않고 물만 마시며 지내면 에너지원이 바뀐다.

하지만 많은 사람들은 24시간 동안 식사를 하지 않을 수 없다. 케톤체로 변하기 전에 매우 배가 고파서 참지 못하고 무언가를 먹어버리니, 케톤체로 바뀌는 단계에 이르지 못한다. 포식의 시대에는 단식 경험이 있는 사람이 얼마 되지 않는다.

대부분 사람은 아침 식사를 해도 점심에는 배가 고파 점심을 먹는다. 배고픔을 참고 점심을 건너뛰어도 저녁에는 배가 고파서 저녁을 먹고 만다.

만약 저녁까지 참아냈다면 다음 날 아침까지 24시간 단식을 하게 된다. 하지만 마지막 식사로부터 18시간 정도 지나면 강한 공복감이 덮쳐온다. 혈당치가 70~80 정도가 되면 혈당을 올리는 호르몬이 자동으로 나와 혈당을 유지하는 항상성이 발휘된다. 조금 떨림이 생기고 짜증이 나기 시작한다. 그런데도 다음 날 아침까지 참고 먹지 않으면 어떻게 될까?

의외일지도 모르지만 그다지 '먹고 싶다'라는 생각이 들지 않게 된다. 점심이 되면 먹고 싶다는 생각을 거의 하지 않는다. 저녁이 되면 신기하게도 배고픔이 거의 사라진다. 보통은 배고픔을 참을 수 없어서 먹게 되니 이를 경험한 사람은 드물겠지만, 24~36시간 이상 식사를 하지 않으면 배고픔에서 멀어진다.

포도당은 즉효성이 있는 에너지원이다. 포도당이 부족해지면 배가 고프며 식사를 통해 포도당을 보급한다. 우리는 포도당을 정기적으로 섭취하면서 생활하고 있다. 하지만

24~36시간 이상 포도당이 들어오지 않는 상태가 계속되면 몸속에서 에너지원을 찾게 된다. 내장 지방을 분해하면 생기는 케톤체를 에너지원으로 삼는 것이다.

에너지원이 포도당에서 케톤체로 전환되는 시기에는 짜증이 나고 '뭐든지 좋으니 먹고 싶다', '밥, 밥, 밥', '배고프다'라는 상태가 되는데, 이 시기가 지나면 신기하게도 배고픔이 사라진다. 에너지원이 포도당에서 케톤체로 바뀌는 대로 행복을 느낀다. 머리가 맑아지고 일의 효율이 올라간다. 이 상태가 계속되면 좋겠다는 생각까지 하게 된다. 단식을 경험한 적이 있는 사람이라면 그 감각을 알고 있을 것이다.

며칠이나 단식을 할 경우, 조금이라도 당질이 들어오면 너무 달다고 느끼게 된다. 맥주가 설탕물처럼 느껴져 마실 수 없게 된다. 단식 상태가 계속돼도 물만 잘 마시면 건강한 사람의 경우, 몇 개월, 아니 연 단위로도 살 수 있다. 물론 체중은 서서히 줄어들 것이다. 다만, 마른 사람이나 영양실조인 사람은 마음껏 먹어야 한다.

앞에서 설명했던 대로 케톤체를 에너지원으로 삼으면 뇌가 쾌적하다. 주말에 단식하는 사람이 있는데, 뇌가 깨끗한 상태가 된다. 애초에 인류는 계속 음식이 적은 환경에서 살아왔다. 기아 상태 속에서 케톤체를 에너지의 주체로 삼아 살아온 역사가 더 길지 않을까? 그 이후, 농작물을 만들고 가축을 기르게 되었다. 탄수화물을 재배하는 기술을 익혀 인류는 포도당을 에너지원으로 삼기로 선택했다.

신석기 시대에는 콩이나 호두 같은 것을 주식으로 먹었다고 한다. 기원전 10세기부터 기원전 3세기에 농사가 본격적으로 시작되었으며, 포도당도 에너지원이 되었다. 그래도 누구나 쌀을 먹을 수 있는 건 아니었으며, 덩이 줄기류 같은 근채류를 주로 먹었다고 한다. 조선 시대에도 덩이 줄기류 등을 잡식했다.

종종 '농업의 국가', '옛날부터 쌀이 주식이었다'라고들 하는데, 몇천, 몇만 년 전에는 쌀이 없었으며 덩이 줄기류나 콩, 생선을 먹는 잡식이었을 것이다. 탄수화물을 주식으로 삼은 것은 의외로 최근의 일이다.

치매 예방의 관점에서는 중년들은 때때로라도 좋으니 케톤체를 에너지원으로 삼아보기를 추천한다. 즉, 저칼로리 식을 전제로 하면서 때때로 프티(작은) 단식이나 주말 단식을 해보는 것이다.

변비로 처방받은 산화마그네슘의 위험

변비로 고민하는 사람이 많다. 의사들은 변비에 쉽게 산화마그네슘을 처방한다. 산화마그네슘은 제일 널리 쓰이는 설사약이다. **하지만 하루에 2~3g 이상 산화마그네슘을 섭취하면 고(高)마그네슘 혈증으로 치매에 걸릴 수 있다. 만약 먹는다면 1g 이하로 복용해야 한다.**

애초에 변비는 식사와 걷기로 개선해야 한다. 먼저 장(腸)의 연동 운동을 개선하는 식사가 중요하다. 식이섬유가 풍부한 채소를 많이 섭취하면 장 연동이 촉진된다.

또한 걷기로 자율 신경의 균형을 잡는 것도 중요하다. 부교감 신경은 장 연동을 촉진한다.

변비는 치매의 밑바탕이 된다. 50대, 60대이며 변비가 있는 사람은 치매 위험이 큰 상태라고 할 수 있다. 특히 환시(幻視)를 특징으로 하는 레비소체형 치매는 변비가 반드시 동반된다. 변비에 걸리지 않는 생활 습관이 중요하다.

서구식 식단을 피하고 장내 환경을 살핀다

필자는 때때로 환자에게 대변(大便) 사진을 찍어달라고 한다. 대변의 성상으로 장의 상태를 대체로 상상할 수 있기 때문이다. '이런 변이 나왔습니다'라고 대변 자체를 가져오는 환자도 있었는데, 곤란해서 '사진으로 보여주셔도 괜찮습니다'라고 부탁했다.

필자는 효고현의 시골에서 자랐는데, 초등학생 시절에 때때로 풀밭에서 대변을 누는 어른들을 보았다. 동물의 변도 보았는데, 사람의 대변도 보았다. 마치 모형처럼 두껍고 훌륭한 대변이었다. 외국으로 여행을 갔을 때 외국인의 대변도 보았다. 미국에서는 변기의 레버를 내리지 않는 사람도 있는지, 종종 변기에 대변이 남아 있었다.

미국인은 동양인보다 몸이 큰데도 의외로 물에 떠 오른 형태가 명확하지 않고 작게 끊어져 있는 대변이 있었다. 지방을 많이 섭취해 물에 대변과 지방이 떠 있었다. 이는 장내 세포의 상태가 나쁘다는 증거다.

도쿄의과치과대학(현재 도쿄과학대학)에서 기생충학 교수를 한 후지타 고이치로 씨는 《능력 있는 남자는 똥이 크다》라는 책을 펴냈는데, 정말 그 제목대로라고 생각한다. 건강하고 일을 잘하는 사람 중에는 변비인 사람이 분명 적을 것이다. 하루에 1번 굵은 대변을 누지 않을까 생각한다.

건강하고 기운찬 사람의 대변은 물에 떠 오르는 거나 작게 끊긴 대변이 아닌 두껍고 길며 물에 제대로 가라앉는다. 식이섬유의 섭취량과 대변의 크기는 관계가 있다고 한다.

약 30년 전, 필자는 오사카대학의 소화기내과에서 연구에 힘썼다. 그때, 세계적으로 유명한 의학지 〈게스트로엔터롤로지(Gastroenterology)〉에 세계 인종별로 변의 무게, 크기 등을 조사한 흥미로운 논문이 게재되었다. 그중에서 일본인의 대변 크기는 세계 최대라는 내용이 있었다.

하지만 지금은 식생활의 서구화로 좋은 대변을 누는 일본인이 줄어들고 있다. 일본인의 장내 플로라의 혼란은 다양한 현대 질환을 발생시킨다고 한다.

게이오기주쿠대학에서 만든 바이오 벤처 기업은 야마가타현 쓰루오카시에 분변 뱅크(장내 세균총 뱅크)를 만들었다. 그곳에는 건강하고 좋은 대변을 누는 사람의 대변이 축적되어 있다. 유산균과 비피더스균 같은 선옥균이 풍부한 장내 플로라가 있는 대변이 좋은 대변이다. 그런 사람의 대변을 제공하여 배양해 액체화시켜, 궤양성 대장염 같은 장의 난치병에 걸린 사람들의 장내에 분무한다. 대변 이식으로 장내 플로라를 개선하려는 시도다.

식생활의 서구화로 일본인의 장내 환경은 악화하고 있는데, 실은 이것이 치매 증가와 연관이 있다. 두껍고 긴 대변을 누는 사람은 치매에 잘 걸리지 않는다고 생각할 수 있다.

치매 예방을 위해서는 채소 섭취도 중요하다

변비 개선을 위해서는 식이섬유가 많은 채소를 섭취하는 것이 중요한데, 치매 예방에도 채소 섭취는 중요하다. 다만, 채소는 부피가 커서 많이 먹을 수 없다. 그러니 채소 수프를 추천한다.

수프로 만들면 보통은 버리게 되는 채소의 끝부분을 활용할 수도 있다. 채소의 끝부분에도 많은 미네랄과 미량원소가 함유되어 있다. 나트륨, 칼륨, 칼슘, 마그네슘, 규소, 아연 등 다양한 전해질과 미네랄이 있다. 채소를 끓이면 이들을 수프 속에 녹여낼 수 있다.

또한 본(Bone, 뼈), 즉 뼈가 붙은 고기를 수프에 넣는 것도 추천한다. 돼지고기든 닭고기든 상관없다. 고기의 골수에서 나오는 엑기스가 좋다. 최근에는 어육 소시지를 넣은 수프도 인기가 있는데, 식이섬유와 함께 단백질을 섭취할 수 있다. 수프를 끓이는 냄비도 압력솥 내지는 불소(테프론) 가공 냄비가 아닌 철 냄비를 추천한다. 불소가 건강에 미치는 악영향이 우려되기 때문이다.

또한 일본의 전통 된장국인 미소시루에 채소를 듬뿍 넣어봐도 좋다. **된장 같은 발효 식품과 낫토 같은 끈적이는 식품은 장 활동에 꼭 필요하다.** 건더기를 잔뜩 넣어 미소시루를 끓이면 반찬이 아닌 주식이 된다. 다이어트식으로도 무척 적절하다.

일본의 전통 음식인 미소시루나 낫토에는
장내 환경을 개선하는 효과가 있다.
뼈에 붙어 있는 고기를 넣은
채소 수프도 추천한다.

실리카 물이라는 선택

인간의 몸은 체중의 약 60%가 수분이다. 체중 60kg인 사람이라면 36kg은 수분인 것이다. 따라서 마시는 물의 질이 매우 중요하다.

최근에 실리카(Silica) 물이 큰 인기를 끌고 있다. 실리카란 이산화규소다. 그다지 잘 알려지지 않았지만, 규소도 몸에 중요한 미네랄이다.

햇볕을 쐰 천연 실리카 물은 에너지가 충전되어 있다고 한다. 수돗물도 어느 정도 자외선을 발산하고 있지만, 햇볕을 듬뿍 쐰 강물은 더 많은 자외선을 발산한다. 에너지가 충전된 물은 매우 맛있다.

다만, 실리카 물이 호평받고 있는 만큼 가짜 실리카 물도 있을 수 있으니 조심해야 한다. 집에서 만든 실리카 물을 마시는 사람도 있다.

송과체의 작용을 잘 유지하기 위해서는

제6장에서 수면과 관계가 깊은 뇌의 송과체(솔방울샘)에 관해 설명했는데, 송과체는 실리카(이산화규소)를 많이 함유하고 있다.

필자는 많은 환자의 송과체를 CT 이미지로 봐왔다. 나이를 먹을수록 송과체에 칼슘이 쌓여, 고령자의 송과체는 높은 빈도로 칼슘이 쌓이고 있었다. 송과체의 석회화 정도로 그 사람의 나이를 추측할 수 있다. 송과체가 석회화되면 수면을 관장하는 호르몬인 멜라토닌을 분비하는 작용이 저하되는 건 아닐까?

최근에는 젊은 사람 중에서도 송과체가 석회화되는 사람들을 볼 수 있다.

송과체는 빛을 감지하는 '제3의 눈'이라고도 알려져 있다. 송과체가 햇볕을 감지하여 수면 호르몬의 분비로 이어지는 것은 아닐까. 즉, 햇볕과 수면의 관계에 송과체가 개입하고 있다고 생각해 볼 수 있다.

실제로 햇볕을 적게 쬐면 수면 장애나 우울증에 걸리기 쉽다. 햇볕이 적은 겨울이 되면 발생하는 계절성 우울증도 있다. 우울증은 인지 기능에도 영향을 미친다. 위도가 높은 나라는 일조 시간이 짧은데, 이것이 자살 빈도와 관련이 있다는 점도 지적되고 있다.

인지 기능을 유지하기 위해서라도 햇볕을 감지하고 수면 호르몬을 분비하는 송과체가 제대로 기능하는 것이 매우 중요하다.

송과체의 석회화는 마그네슘 부족으로 칼슘이 쌓여버리기 때문이라는 가설도 있다. 그리고 석회화를 멈추기 위해 규소를 섭취해야 한다고 말하는 사람도 있다.

규소는 땅에 풍부한 원소다. 채소나 덩이 줄기류 같은 채소 속에 많이 함유되어 있다. 여러 가지 채소를 먹으면 규소를 섭취할 수 있다.

규소 섭취로 송과체의 기능이 회복되는가에 대해 아직 밝혀진 점은 없다. 하지만 규소 같은 미네랄이 함유된 채소를 먹는 것은 중요하다고 생각한다.

영양제보다는 음식으로 몸을 돌보자

혈액 검사로 쉽게 알 수 있지만, 오늘날 마그네슘이나 칼슘, 비타민 D, 아연이 부족한 사람이 적지 않다.

부족한 전해질과 비타민은 식사로 보완하는 것이 기본이다. 탄수화물을 삼가고 고기, 생선, 채소 등을 충분히 섭취하는 밸런스 좋은 식사로 바꾼다면 자연스럽게 부족한 영양소를 보완할 수 있다. 영양제에 의존하는 사람들이 많은데, 일단 식사부터 바꿔보자.

식사와 운동이 만병 예방의 기본이지만, **식사도 운동도 '대충'해도 괜찮다.** 엄격하게 힘쓸 필요는 없다고 생각한다. 왜냐면 인간뿐만 아니라 동물이나 식물에는 '이미 있는 것을 활용해 생존에 필요한 원소나 영양소로 변환하는 시스템'이 있다고 생각하기 때문이다.

영양학은 아직 밝혀지지 않은 영역이 대부분이며, 생체는 블랙박스라고도 할 수 있다.

예를 들면 주로 모래(규소가 주성분)나 잡곡을 먹는 닭이 어떻게 칼슘으로 된 껍질에 둘러싸인 훌륭한 계란을 매일 낳을 수 있는 것일까? 또는 계속 잡초밖에 먹지 않는 소고기가 왜 그렇게 맛있는 걸까? 그러니 규소와 칼슘의 관계, 식이섬유의 성분과 단백질의 관계성을 설명하기 위해서는 가설이 필요하다.

이제부터의 이야기는 어디까지나 나만의 망상인데, 몸속에서는 때때로 원소의 전환이 일어나 부족한 원소를 융통하고 있지 않을까?

생물의 몸속에는 이렇게 알려지지 않은 힘이 있을 것 같다. 식사로 섭취한 원소나 영양소를 때로는 필요한 원소로 바꾸는 시스템이 있진 않을까?

하지만 역시 필요한 원소를 그대로 섭취하는 편이 효율적일 것이라 생각한다. 그러니 '대충'해도 괜찮은 것이다. 실은 걷기도 이와 마찬가지다.

인체의 시스템은
아직 밝혀지지 않은 점들이 무척 많다.
그러니,
식사도 운동도 '대충'해도 괜찮다.

끝으로

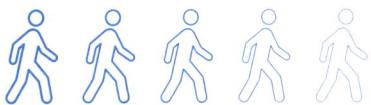

건강 수명을 가급적 늘리자

건강하게 지낼 수 있는 기간을 가급적 늘리는 것, 즉 건강 수명을 연장하는 것이 중요하다. 아무리 장수해도 간병이 필요한 상태가 오래 지속되면 본인은 물론이고 가족도 괴로워진다.

우리에게 간병이 필요한 기간은 대체로 10년이다. 건강하게 지낼 수 있는 기간(건강 수명)을 늘려서 간병이 필요한 기간을 가급적 짧게 줄이고 싶을 것이다.

지금은 간병 현장에서 일하는 사람들이 부족해 시설이 도산하는 '간병 도산'이 늘어나고 있다. 또한 간호보험 제도 자체가 재정적으로 파탄 직전이다. 시설에 들어갈 수 없어 재택 의료를 할 수밖에 없는 케이스도 늘어나고 있다.

제일 중증인 요간호5(일본에도 우리나라의 장기 요양보험과 같이 간병이 필요한 사람을 등급별로 나누어 지원하는 시스템이 있다. 그중에서 제일 중증인 등급이 요간호 5다-역주)는 누워 있는 상태거나 누워 있는 상태에 가까우며 식사나 배설, 옷 갈아입기와 입욕에 도움이 필요한 상태다. 치매 등으로 의사소통이 어려운 경우도 있다.

2000년 이전에는 간병이 가족의 책임이었다. 하지만 같은 해에 시작된 간호보험 제도 이후, 간병은 사회의 책임으로 바뀌었다. 하지만 간호보험으로 제공되는 간병 서비스는 무제한이 아니며 한계가 있다. 보험의 한도액을 초과한 간호 서비스는 자기 비용이 된다. 애초에 의료보험은 보험 진료와 자유 진료가 혼재된 혼합 진료가 금지되어 있지만, 간호보험은 국가에서 혼합 간호를 환영하고 있다.

종종 '노노간병[老老介護]'이라는 말을 듣는데, 80대의 부모를 50대의 자녀가 혼자서 간호하는 케이스가 여기저기서 보인다. 그중에는 80대의 부모가 치매에 걸리고 50대의 자녀까지 치매가 시작된 케이스도 있다. 더 나아가 부모와 자식 모두 치매에 걸린 상태도 있다. 부모가 죽으면 자녀는 '나 홀로 치매'가 된다. 건강할 때 부모와 자식이 함께 자주 걷기를 바라지만, 설득해도 좀처럼 잘 듣지 않는다.

스스로 예방하는 셀프 메디케이션이 중요

일본은 1961년에 국민개보험제도를 창설해 유지해왔다. 물과 공기 같은 제도인데, 이 제도는 전 세계에 일본만 있다. 하지만 최근 20년간 재정난이라는 이유로 의료비 삭감 정책이 계속되고 있다. 특히 코로나 사태 이후에 의료 기관의 수가 감소하고 있다.

이런 상황에서 **국민들은 셀프 메디케이션을 점검해야 한다.** 병을 스스로 예방하여 케어하는 시대에 들어선 것이다.

대형 언론은 약 선전만 하고 있다. 건강 정보 프로그램에서는 전문가들이 병을 해설한 뒤에 반드시 약을 선전하고 있다. '스스로 생활 습관을 바꾸어 개선해 보자'라는 이야기는 그다지 들리지 않는다. 대형 언론의 스폰서는 당연히 제약 기업이다. 참고로 세계적으로 TV에서 의약품 선전을 하는 나라는 일본뿐이다.

약을 좋아하는 일본인은 단번에 속아버린다. 하지만 나는 스스로 예방해 치료하는 셀프 메디케이션이 왕도라는 것을 알고 있다. 국민적인 병이 되고 있다고 알려진 치매와 그 예비군(MCI)도 생활 습관을 개선하기만 해도 원래대로 돌아올 수 있다. 이에 꼭 필요한 습관이 자주 걷기이다.

틈새 시간에 걷는 것부터 시작해 보자

먼저 시간이 생겼을 때 10분 정도 걷는 것부터 시작해 보자. 처음에는 10분 정도로도 힘들어하는 사람이 있을지도 모른다. 하지만 걷는 즐거움이나 기쁨을 알게 되면 좀 더 걷고 싶어질 것이며 정신을 차리고 보면 15분, 30분으로 시간이 자연스럽게 늘어나게 될 것이다.

물론 체력에는 개인차가 있으니 10분이라는 것은 어디까지나 기준일 뿐이다. 그날의 몸 상태도 살펴야 하니 상황에 맞게 조정해 보자. 어쨌든 자주 걷기를 습관화하길 바란다.

나는 아무리 해도 걷지 않겠다는 환자를 '걷기는 종교라고 생각하십시오. 걷기교입니다'라고 설득한다. 내가 바로 교주다. 하하.

환자에게 '이상한 종교에 빠졌다고 생각하고 일단 한 달 정도 해보세요'라고 말하면 환자가 깜짝 놀란다. 하지만 한 달 후에 만나자 '선생님, 좋아졌어요. 선생님이 말씀하신 대로예요!'라고 깊은 감사의 말을 하는 경우가 몇 번이나 있었다. 환자가 행복해지는 모습을 보는 것이 내게는 무엇보다 큰 기쁨이었다.

우리는 생로병사를 거스를 수 없다. 어차피 늙고 병에 걸려 죽게 된다. 아무리 오래 살더라도 지구 전체의 역사로 보면 정말 한순간에 지나지 않는 수명이다. 하지만 살아 있는 한, 누가 뭐래도 몸도 머리도 건강하게 지내기 위해서는 **'걷기교'**가 중요하다고 계속 말하고 있다. 돈이 들지 않지만, 현세에 이익은 확실히 있다.

사람은 맛있는 음식을 먹으면 행복을 느낀다. 가족이나

동료와 함께 먹는다면 더욱 그렇다. 심지어 저녁이라면 최고로 행복하다. 이러한 행복 호르몬 샤워를 인간은 예부터 지금까지 계속 음미해왔다.

하지만, 현대 의료는 정반대 방향으로 가려고 하고 있다. 늙거나 병이 들면 흰 벽으로 둘러싸인 방에 격리해 맛없는 식사를 주고 반드시 약으로 절여버린다. 나 자신도 옛날에는 그런 곳에 몸을 담았다.

하지만 **30년 전에 동네 의사가 된 이후로는 약보다도 자연 치유력을 높이는 의료에 눈을 떴다.** 또한 재택 의료 현장에서는 행복이 무엇인지를 많은 환자에게 배웠다. 임상 현장에서 물러난 뒤에는 스트레스가 확 줄어들었다.

40년 동안 의사로서 일한 내 솔직한 감상은 **'의료는 인간 본연의 행복을 위해 있다'**라는 것이다. 그리고 **'많은 병은 스스로 치료할 수 있으며 예방할 수 있다'**라고 널리 알리고 싶다. 그러기 위해 해야 할 일은 하나뿐이다. 틈새 시간에 수시로 '걷기'다.

■ 아래 페이지에서 소개한 연구에 대해서는 오타니 요시오가 쓴 《1일 1만 보를 제대로 걸어라》의 기술을 참고했습니다.

P134~6, P174, P185

[주석 일람]

1 Blumenthal JA et al. Lifestyle and neurocognition in older adults with cognitive impairments: A randomized trial, Neurology, 2019 Jan 15:92(3): e212-e223, doi: 10. 1212 / WNL. 0000000000006784. Epub 2018 Dec 19. PMID: 30568005

2 Koyama T, et al. Effect of Underlying Cardiometabolie Diseases on the Association Between Sedentary Time and All-Cause Mortality in a Large Japanese Population: A Cohort Analysis Based on the J-MICC Study, J Am Heart Assoc. 2021 Jul 6;10(13): e018293. doi: 10.1161 / JAHA. 120. 018293. Epub 2021 Jun 14.

3 Oppezzo M et al, Give your ideas some legs: the positive effect of walking on creative thinking. J Exp Psychol Learn Mem Cogn 2014 Jul;40(4): 1142-52.doi: 10. 1037 / a0036577. Epub 2014 Apr 21.

동네 의사 30년의 결론
걷는 사람은 바보가 아니다

지은이	나가오 가즈히로
옮긴이	박현아

1판1쇄 발행 2025년 9월 3일

책임편집	최상아
북코디	밥숟갈(최수영)
편집&교정교열	주항아 최진영
표지·본문디자인	공간42
마케팅	김낙현
편집협력	가토 다카유키

발행인	최봉규
발행처	지상사(청홍)
등록번호	제2017-000075호
등록일자	2002년 8월 23일

주소 서울특별시 용산구 효창원로64길 6(효창동) 일진빌딩 2층
우편번호 04317
전화번호 02)3453-6111 팩시밀리 02)3452-1440
홈페이지 www.jisangsa.com
이메일 c0583@naver.com

한국어판 출판권 ⓒ 지상사(청홍), 2025
ISBN 978-89-6502-351-7 (03510)

*잘못 만들어진 책은 구입처에서 교환해 드리며, 책값은 뒤표지에 있습니다.